湛庐 CHEERS

与最聪明的人共同进化

HERE COMES EVERYBODY

让成熟的
大脑自由

[加] 约翰·梅迪纳 著
John Medina

黄珏苹 译

Brain Rules
for Aging Well

天津出版传媒集团

天津科学技术出版社

上架指导：心理学 / 脑科学

BRAIN RULES FOR AGING WELL by John Medina
Copyright © 2017 by John J. Medina
Simplified Chinese translation copyright © 2021 by Cheers Publishing Company
Published by arrangement with Pear Press through Bardon-Chinese Media Agency
ALL RIGHTS RESERVED

天津市版权登记号：图字 02-2021-031 号

图书在版编目 (CIP) 数据

让成熟的大脑自由 / (加) 约翰·梅迪纳著；黄珏苹译 . -- 天津：天津科学技术出版社，2021.7

书名原文：Brain Rules for Aging Well：10 principles for staying vital, happy, and sharp

ISBN 978-7-5576-9298-8

Ⅰ.①让… Ⅱ.①约… ②黄… Ⅲ.①脑科学—普及读物 Ⅳ.① R338.2-49

中国版本图书馆 CIP 数据核字 (2021) 第 095757 号

让成熟的大脑自由
RANG CHENGSHU DE DANAO ZIYOU
责任编辑：王　冬
责任印制：兰　毅

出　　版：天津出版传媒集团
　　　　　天津科学技术出版社

地　　址：天津市西康路 35 号
邮　　编：300051
电　　话：（022）23332377（编辑部）
网　　址：www.tjkjcbs.com.cn
发　　行：新华书店经销
印　　刷：天津中印联印务有限公司

开本 710×965　1/16　印张 17.5　字数 244 000
2021 年 7 月第 1 版第 1 次印刷
定价：79.90 元

JOHN MEDINA
约翰·梅迪纳

- 大脑研究的有力推动者和实践者
- 杰出且活跃的生物学教授
- 久负盛名的畅销书作家

大脑研究的有力推动者和实践者

约翰·梅迪纳是知名神经学家、发展分子生物学家，常年痴迷于大脑对信息的反应和组织方式，致力于不断将大脑研究的进程向前推进。他领导着两家大脑研究机构：西雅图太平洋大学脑应用研究中心和塔拉里斯研究所（Talaris Research Institute），塔拉里斯研究所总部位于西雅图，成立的初衷是研究婴儿的大脑如何编码和处理信息。

除了在大脑研究方面的钻研与探索，梅迪纳还为将研究成果应用于实践而不懈努力。

比如，延长工作时间对提高生产力来说是个明智之举吗？梅迪纳指出，如果不眠不休地工作 17~19 小时，你的身体损伤就相当于血液酒精浓度（BAC）0.05% 的饮酒者所受的伤害，而《中华人民共和国海船船员值班规则》规定的船员值班期间血液酒精浓度的上限正是这个值。

比如，对管理者来说，给员工施以何种程度的压力能达到最佳效果？梅迪纳告诉我们，短期的压力在进化中具有重要意义，但我们的身体没有学会长久地承受巨大压力，所以任何会导致长期恐惧的管理风格都可能给大脑带来负面影响，并很可能会导致下属表现不佳。

又比如，营销人员如何利用大脑原理，使消费者更容易记住并选择其商品？梅迪纳的建议是，提供重复的信息（对抗大脑的遗忘机制），并且优先选择动态而非静态的物料（进化教会我们一只活动的老虎比一株静立着的合欢树更可能威胁我们的生命，因此大脑会优先注意到动态的物体）。

约翰·梅迪纳

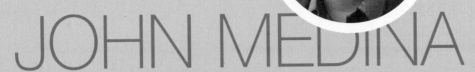

JOHN MEDINA

杰出且活跃的生物学教授

梅迪纳拥有华盛顿大学生物学博士学位，目前是该校生物工程学副教授，并于2004年被任命为美国国家工程院院士。他被华盛顿大学工程学院评为年度杰出教授，获得了梅里尔·道（Merrell Dow）年度继续医学教育全国教师奖，两次获得了生物工程学生协会（Bioengineering Student Association）授予的年度最佳教师称号。在成为科学家之前，梅迪纳是一名专业的动画师和图形艺术家，这让他对大脑如何对来自各种路径的信息做出反应和组织信息产生了浓厚的兴趣。作为两个男孩的父亲，梅迪纳又逐渐把这些兴趣扩展到教育领域，并将更多的注意力转向大脑科学如何影响教养方式和改变生活的方面。

除了研究、咨询和教学外，梅迪纳还广泛参与社会活动。作为美国教育委员会的顾问，他经常就神经病学与教育之间的关系发表演讲。同时，他还是许多广播和电视节目的常驻评论员，经常在美国有线电视新闻网（CNN）、美国全国广播公司（NBC）和加拿大广播公司（CBC）中露面。此外，他还常与政府部门、商业和医疗专业人员、学校董事会以及非营利组织负责人交流有关大脑研究和应用方面的问题。

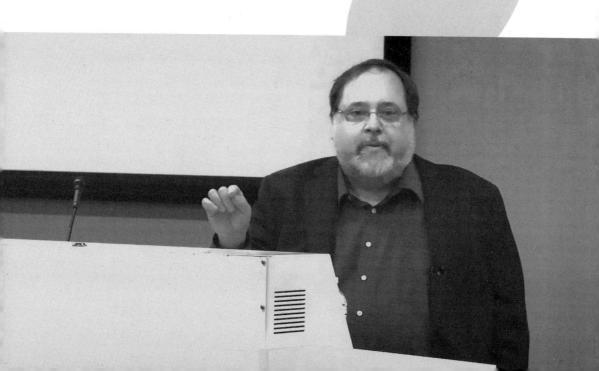

久负盛名的畅销书作家

梅迪纳还是影响广泛的畅销科普作家，至今已出版《基因炼狱》（*The Genetic Inferno*）、《肉体年限》（*The Outer Limits of Life*）和《抑郁症》（*Depression*）等 10 余部作品，其中以"大脑三部曲"——《让大脑自由》《让孩子的大脑自由》《让成熟的大脑自由》最受欢迎，《让大脑自由》更是登上《纽约时报》畅销榜，长踞亚马逊网络书店神经心理学类图书销售榜榜首。

秉持着将艰深晦涩的脑科学理论通俗化并广泛地应用于生活这一原则，梅迪纳还持续通过报刊与大众分享最新的研究成果和观点，他一直为《精神病学时报》（*Psychiatric Times*）撰写"心灵分子"专栏，担任儿童公益网站 MindEDU 的学术撰稿人和顾问，并为《哈佛商业评论》《纽约邮报》《商业周刊》《西雅图时报》等知名期刊撰写文章。

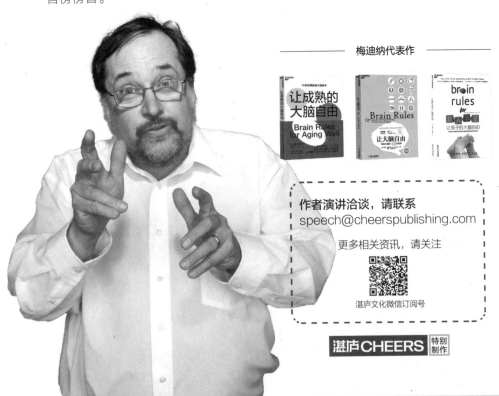

梅迪纳代表作

让成熟的大脑自由
Brain Rules for Aging Well

Brain Rules
让大脑自由

brain rules for 让孩子的大脑自由

向行为榜样和远程导师

戴维·阿滕伯勒爵士

致敬

———

因为他不断提醒人们，科学不会向现实妥协

第一部分 用社会活动激活大脑

第二部分　用思维训练重塑大脑

第三部分　用生活习惯优化大脑

第四部分　用未来视野规划大脑

为什么不退休能大大降低死亡的风险？为什么经常怀旧的人心理更健康？我们可以从"蓝色地带"居民那里学到哪些长寿的秘密？总之，多元策略是保持认知功能和健康状态的最佳方法。

永远"可优化"的大脑

在这本书中，我会探讨你需要了解的关于"人为什么变老"这个主题的一切。我将运用脑科学来展示如何让余生过得充实、有意义，至少对大脑来说是这样。我们从一群 70 多岁的老人开始探讨，他们是哈佛大学著名研究者埃伦·兰格（Ellen Langer）[①]的被试。

在一个晴朗的早晨，这些 70 多岁的老人，活泼地甚至像孩子似的跳跃着出了修道院。他们在这栋旧建筑里刚刚度过了在兰格观察下的 5 天。现在这些老人要回家了，他们笑容满面、生气勃勃。此时是 1981 年的秋天，也就是里根执政的第一年。这些老人阳光、纵情。作为兰格研究项目的一部分，他们刚刚穿过时光隧道，回到了 22 年前。对他们的大脑来说，刚过去的一周

① 埃伦·兰格，积极心理学奠基人之一，提出了"专念"这一积极心理学的重要概念。想了解更多有关兰格积极心理学和"专念"的内容，欢迎阅读由湛庐策划、浙江人民出版社出版的"兰格专念三部曲"。——编者注

不属于 1981 年，而属于 1959 年。修道院里回荡着像《麦克刀》（*Mack the Knife*）和《新奥尔良之役》（*Battle of New Orleans*）这样的老歌。黑白电视里在播放波士顿凯尔特人队在决赛中击败了明尼阿波利斯湖人队[①]，还有美国著名橄榄球运动员约翰尼·尤尼塔斯（Johnny Unitas）为巴尔的摩小马队打球的画面。这里四处散落着《生活》杂志和《星期六晚邮报》。露丝·汉德勒（Ruth Handler）说服美泰玩具公司生产了一种身材苗条、凸凹有致的娃娃，并以她女儿的名字"芭比"来命名，然后卖给尚未进入青春期的小女孩。艾森豪威尔总统签署了《夏威夷认可法案》（*Hawaii Admission Act*），夏威夷成为美国第 50 个州。

这些老人离开修道院时之所以很开心，是因为顺着记忆的小径，他们回到了往昔。在等待回家的大巴车时，有几个人自发玩起了触身式橄榄球，他们中的大部分都几十年没玩过这种游戏了。

和 120 个小时之前相比，他们的状态简直有了天壤之别。那时的他们行动迟缓，视力、听力和记忆力都很糟糕，有的人需要借助拐杖才能走进修道院，有的人没法把自己的手提箱提到房间。兰格和她的团队检查了他们的身体状况并对他们的大脑进行了评估。这些基线测试证明了一件事：在进入修道院之前，这些人符合典型老年人的特征，就像演员选派部专门选来的"8 位衰弱的老人家"似的。

但是老人们的衰弱并没有持续很久。实验结束时，他们接受了和开始时相同的测试。可量化的改变让我大吃一惊。据《纽约时报》报道，即使对这些老年人随意观察，也能发现他们身上戏剧性的改变。他们的姿态更稳健

---

① 明尼阿波利斯湖人队，今美国男子职业篮球联赛（NBA）洛杉矶湖人队的前身。——编者注

了，双手抓握的力度更大，能够更灵活地操作物品；他们的行动更加自如，简直难以想象，都能玩触身式橄榄球了；他们的听力和视力也变得更敏锐了。对话抽样显示，他们的大脑也得到了显著改善。第二轮的智商和记忆力测试也证实了这种结论。为了纪念这些非凡的发现，这项实验被命名为 "逆转时钟的研究"。

关于这个实验，本书要讲两个内容，一是这 5 天里老人们身上发生了什么；二是从统计学上看，如果遵循本书中的建议将会发生什么。我很少有这种乐观的态度，毕竟我是个坏脾气的神经学家。我的科学家身份也意味着在本书中有关科学的叙述都有根有据，源自通过同行评审、已发表的文献，并且经过了反复验证。我的研究方向是精神疾病遗传学。普遍认为的老年人一定是体弱力衰并不完全正确，只需花点时间就会发现另一种观点，比如兰格的观点或者本书的观点。

《让成熟的大脑自由》不仅讲述了大脑逐渐衰老的机制，而且说明了如何降低老化带来的有害影响。仔细阅读本书，你会了解到这些研究成果：如何改善记忆；为什么维持友谊有益生命；为什么应该多跳跳舞；为什么每天看几个小时的书可以延长寿命；为什么学习一门新语言对大脑的帮助可能最大，尤其是担心自己得阿尔茨海默病时；为什么经常和意见不同的人进行友好的争论，其功效就像每天服用 "大脑维生素"；以及为什么某些电子游戏其实具有能改善解决问题的能力。

在本书中，我们会驳斥几个神话。忘了青春之泉中的长生不老药吧，根本就没有这种东西。就衰老的原因来说，磨损的破坏性远比不上疏于维护；脑力不一定会随着岁月的流逝而变弱。如果你能遵循本书给出的建议，那么你的大脑就能在任何年龄段都具有可塑性，都能处于学习和探索的状态。

我们还发现了年龄增长的益处，它对头脑和心脏都有裨益。年龄越大，你会越乐观，越有可能看到半杯子中有水的那一面，压力水平也会降低。所以不要听信"老年人年龄越大脾气越差"这样的说法，如果做法得当，老年甚至可以成为一个人人生中最幸福的一段岁月。

四个维度入手，有效提升大脑能力

《让成熟的大脑自由》由四部分组成。第一部分主要讲如何用社会活动激活大脑，探讨了诸如人际关系、幸福、容易受骗等主题，解释了我们的情感如何随着年龄而改变。第二部分主要讲如何用思维训练重塑大脑，解释了随着时间的流逝，各种认知小配件 ① 会发生怎样的改变，其中一些会随着时间而改善。第三个部分主要讲如何用好的生活习惯优化大脑，比如某些种类的锻炼、饮食和睡眠如何延缓衰老。这三部分内容提供了一些实用的建议，既解释了某些干预会带来怎样的改善，也说明了每种干预背后的脑科学。

最后一部分主要讲如何用未来视野规划大脑。其中不乏像退休这样欢乐的主题，当然也有无可逃避的死亡主题。我把之前的内容汇总成了保持大脑健康的计划，你需要关注方方面面的问题。自然历史学家戴维·阿滕伯勒（David Attenborough）爵士对亚马孙河的见解，很好地解释了其中的原因。

年少时，我喜欢看阿滕伯勒解说的电视纪录片，他纠正了我对自然世界的很多错误看法，多到我都不好意思承认。其中一个错误和亚马孙河有关。我过去一直认为，这条世界上流量最大的河流应该起源于汩汩流淌的泉水，就像大多数河流那样，它在地表流动的过程中神奇地变大变宽了。阿滕伯勒却说亚马孙河的源头并非只有一个，这让我感到沮丧。在"生生不息的星

---

① "小配件"指的是复杂而相互联系的各个脑区，它们具有多种功能。

球"（*Living Planet*）系列节目中，阿滕伯勒蹚过一条小河，娓娓说道："这是地球上最大的河流亚马孙河众多起源中的一条。"后来又说，"亚马孙河的很多源头始于安第斯山脉东侧数不清的小河。"这太令人失望了！占世界淡水 20% 的大河竟然没有单一的起源。它有很多小的源头，万众一心汇聚成了泱泱大河。

我们会反复见到这种模式。以"定律 4"那部分内容为例，科学证明，很多因素促成了记忆的洪流，包括避免压力、经常进行有氧运动、上周看书的数量、目前感受到的疼痛以及晚上的睡眠质量。这些因素就像小河，每个都为亚马孙河式的记忆能力做出了贡献。

我们知道，想要老年时保持良好的大脑功能，就需要从年轻时即保持良好的生活方式，这些生活方式发挥着类似安第斯山脉上小河的作用。为了搞清楚如何保持头脑的活力，这本书会踏入每条小河，探索它们各自的贡献。

在本书的结尾部分，我会讲述科学家如何尝试进入衰老过程中的分子体系，鼓捣它的"必然性编码"，试图逆转不可逆的过程。作为一个有资格进入美国退休人员协会的父亲，我真心诚意地支持这种努力；但是作为一名有资格进入该协会的科学工作者，我用适度的科学暴脾气调和了我的热情。

至此，我们会重新探讨兰格实验中充满活力的 70 多岁老人们，因为兰格的时光隧道的研究结果说明了一切。时间无疑会冷酷无情地践踏人们的感受，我不会给这种严酷性裹上糖衣，但是看完这本书，你会认识到年老不只是疼痛、痛苦和渴望回到过去。

我们变老的时机比较好。回顾整个人类历史，人类这一物种的预期寿命平均为 30 岁。预期寿命代表了通常的标准。这个数字一直在稳步增长。假设你生活在 1850 年的英格兰，你一般会在 45 岁左右离世。如果你生活在 1900 年的美国，你大约会在 49 岁时辞世。到 1997 年，你能活到 76 岁。

现在的情况又不同了。2015 年出生的美国人估计能活到 78 岁，女性能活得更长一点，男性则稍短。2000 年以来，人均寿命提高了 10%，这个数字相当惊人，而且还会继续增加。

在探究一种生物能够存活的年限时，我们会说到"寿命"（longevity）——更恰当的说法是寿命测定。这个数字间接地受到基因的影响，所以"遗传寿命测定"这个表述，更为研究者所接受。

这个概念不同于"最长寿命"（maximum life span），而这两个概念又都不同于"预期寿命"（life expectancy）。我们很容易把它们混为一谈，这会让研究者大为苦恼。科学期刊《自然》几年前给出了简洁的定义："最长寿命是纯粹生存年数的累计。它不同于预期寿命，预期寿命指的是从出生或从任何给定的年龄开始，预计能活多长时间的精算值。"

从这个角度看，寿命指的是在理想条件下，你可以在地球上度过的时间。预期寿命指的是你有可能在地球上度过的时间，毕竟这里的环境从来都不是完全理想的。这是你能活多久和你将活多久之间的区别。

那么人类能活多长时间呢？出生日期有据可考的最长寿者活了 122 岁。大多数长寿老人的寿命在 115 岁到 120 岁。你必须扛过很多生物大风暴的袭扰才能活到 120 岁。虽然并非绝对不可能，但能做到的凤毛麟角。

我们正在探索如何能扛到趋近我们的最长寿命。正像本书所说，我们正以前所未有的身心健康状态，努力实现这个目标。但是本书不会告诉你，你将如何老去。那是因为老年人具有相当大的可变性，甚至可以说因人而异。先天和后天错综交织在一起，像跳着复杂的狐步舞。大脑具有很大的灵活性，会对环境做出显著的反应，这成为很多大脑研究的重要干扰因素。大脑不是天生固定不变的。设想你在读这句话时，发现我漏写了句子末尾的句号，于是关于我漏掉句号的这个行为、我告诉你的事实情况，以及你可能想证实我说的是否是真的，对这些事的思考都会激活你的大脑。

大脑磨损的原理和补偿措施

每当大脑在进行学习时，神经元之间的连接就会发生改变。具体会是什么样子呢？神经回路的改变有很多选择：有的改变包含神经元长出新的连接；有的改变是放弃某些连接，在其他地方形成新的连接；有的改变只涉及两个神经元之间被称为突触强度的电关系。

你可能在高中学过，大脑是由具有电活性的神经细胞——神经元连接而成的，但你可能忘了它们长什么样。为了解释它们的样子，我想介绍你认识我家花园里的"第一夫人"——两棵优美的日本枫树。它们很漂亮，更像灌木，而不是树。它们长着精致的掌状树叶，到秋天会变成深红色。这些叶子长在交织缠绕的树枝上，树枝汇聚成又矮又粗的树干。繁茂的树枝几乎把树干都遮住了，你只能看到伸出泥土的一点点。枫树在地下的部分分裂成不那么错综复杂的根系，就像大多数植物一样。

尽管神经元有很多形状，大小各异，但所有神经元的基本结构都一样，看起来就像我家花园里的"第一夫人"。典型细胞的一端有着复杂到不可思议的树枝状结构，被称为树突。这些树突汇聚成一个轴状结构，被称为轴突。不过和日本枫树树干不同的是，神经元在树突汇集的地方有个凸起。这个重要的凸起叫细胞体，它的内部有一个小小的球形物，也就是神经元的细胞核。那里有细胞的命令与控制结构，也就是双螺旋结构的分子 DNA。

有的轴突又短又粗，就像日本枫树的树干；有的轴突又细又长，就像松树的树干。很多轴突包裹在被称为白质的"树皮"里面。在轴突的另一端是根系，就像植物的根系一样，神经元的根系由名为终树突的分支结构组成。终树突通常不像树突那样错综复杂，但发挥着传递信息的重要作用。

大脑的信息系统像大多数的灯泡一样靠电运行，神经元的形状有助于电信号的传递。为了理解信息的传递方式，请想象把一棵日本枫树连根从土里拔出来，然后把这棵枫树举到另一棵枫树的上方，并且不要让它们互相碰到，而是将上面那棵枫树的根系悬在下面一棵枫树的树枝上方。

现在想象这两棵树是两个神经元：上方神经元的终树突（根）靠近下方神经元的树突（树枝）。在真实的大脑中，电从神经元上方的树突向下来到轴突，再来到终树突，再往前是两个神经元之间的空隙。信息要被传递，电就必须跳过这段空隙。神经元之间的连接被称为突触，之间的空隙就是突触间隙。那么信息是如何完成跨越这个间隙的撑竿跳的呢？解决之道就在于像根一样的终树突的尖端。其上有一些念珠似的小包，内含神经科学中最著名的物质，即神经递质。你一定听说过其中几种，如多巴胺、血清素、谷氨酸。

当一个电信号抵达神经元的终树突时，这些生化"名流"中的一些会被释放到突触间隙里，相当于在说"我需要把一条信息传递到对面去"。接着，神经递质尽职尽责地完成跨越海湾的航行。航程并不长，大多数间隙只有大约 20 纳米[1]。穿越海湾后，它们会和另一个神经元树突上的受体相结合，就像把船系在码头上。细胞会感知到这种结合，并得到这样的信号："哦，我

---

[1] 1 纳米 =10^{-9} 米。——编者注

最好做点什么。"在很多情况下，"做点什么"也意味着变得兴奋起来。然后兴奋从树突传递到轴突，再传递到终树突。

运用生物化学跳过两个神经元之间的空隙虽然很巧妙，但电回路通常没那么简单。想象把几千棵日本枫树像上文描述的那样排列起来，就有了大脑中基本神经回路大概的样子。即使如此，这也过于简单了，一个神经元和其他神经元之间的连接数量通常在 7 000 个左右，当然这只是个平均数，有些神经元的连接超过 10 000 个。在显微镜下，神经组织看起来就像数千棵日本枫树挤在一起，被 F5 级龙卷风①狂吹着。

大脑学习新事物时，这些结构会发生灵活的改变。年龄的增长会让它们受损，但这种损害是非常个人化的。大脑不只是对外界环境做出反应，也会对它所观察到的自身的改变做出反应。它是怎么做的？我们不知道。但我们知道，如果大脑感到改变有可能是负面的，它就会采取应急措施来解决。细胞侵蚀、断开连接或干脆停止工作，这些变化可能引起行为的改变，但未必总是如此。原因在于大脑会开足马力进行补偿，根据新计划重新布线。

衰老的罪魁祸首是什么？这是一个热门主题。有些科学家猜测是免疫系统缺陷造成了衰老（免疫学理论）；有些科学家把衰老归咎于功能失调的能量系统（自由基假设；线粒体理论）；还有些科学家认为主要原因是系统炎症。谁是对的呢？答案是都对，或者说都不对。每种假设只解释了衰老的某些方面。总的来说结论就是：随着我们变老，很多系统遭到了损害，但哪些系统最先出问题则因人而异。

---

① F5 级龙卷风，是风速为 117 ～ 141 米 / 秒，能直接把坚固的建筑物和大型汽车掀翻的灾难性大风。——编者注

地球上有多少人就有多少种衰老的方式。这就像买牛仔裤，没有一个尺码适合所有人。当然也存在可归纳的模式，研究大脑就是发现这些模式的好方法。但是为了获得准确的认识，我们不得不偶尔看一看模糊的统计学镜子。没关系，我们看起来依然很棒，只是稍微老了一点。

我们的目标是了解怎样的生活方式可以给控制寿命的生物齿轮不断上油。幸运的是，老年科学研究资金充裕。科学家发现了很多在大脑衰老过程中我们可以做的事情。这些年的所有发现被归结为了一点：科学在改变着我们对大脑护理和营养方面的看法。这些发现令人着迷，很多都出乎人们的意料。最令人愉快的主题之一就是本书"定律 1"那一部分的内容，即拥有很多朋友会让人快乐起来。

大脑与衰老

Brain Rules for Aging Well

- 老年科学是研究我们如何变老、什么导致衰老以及如何降低老化造成的侵蚀作用的领域。
- 衰老的主要原因是"生物维修部门"停止了运行，身体无法对日复一日的磨损进行充分的修复。
- 如今人类的寿命比历史上大多数时期要长得多。
- 人类大脑具有适应性，它会对环境中的改变和自身的改变做出反应。老年人的大脑能够补偿人们在变老过程中自身系统出现的故障。

Brain Rules

for
Aging Well

10 PRINCIPLES FOR
STAYING VITAL, HAPPY, AND SHARP

第一部分

用社会活动
激活大脑

测一测 关于让成熟的大脑自由，你了解多少？

1. 你一次只能和（ ）个人保持很亲密的关系。
    A. 2个
    B. 3个
    C. 5个
    D. 7个

2. 以下说法错误的是（ ）。
    A. 随着年老，你会越来越乐观
    B. 老年人更容易被骗
    C. 老年人往往更暴躁
    D. 极度的孤独会造成脑损伤

扫码下载"湛庐阅读"App，
搜索"让成熟的大脑自由"，
获取答案。

定律 1
保持高质量的友谊

我喜欢的疼痛是朋友让我笑得肚子痛。

——佚名

在某一刻，你会明白有的人只能留在你心里，但不是留在你的生活里。

——桑迪·林恩（Sandi Lynn）

在婚礼结束后，你应该不想听你爸说这句话："我告诉你，如果你们的婚姻能维持一年以上，我给你 100 美元。"

然而，这正是卡尔·哥法特（Karl Gfatter）的遭遇。

在养老院里，他坐在轮椅上声情并茂地讲着这个故事，他可爱的新娘伊丽莎白就在他旁边。他爸爸不得不支付了这笔钱，可能还付了很多次，因为卡尔和妻子的婚姻持续了 70 多年。

为了庆祝两人结婚 75 周年，在养老院的老人、工作人员和牧师的共同见证下，他们又举办了一次婚礼。仪式充满了欢声笑语和眼泪，让人感觉好像是电影《美好人生》（It's a Wonderful Life）中的场景。卡尔和伊丽莎白容光焕发，思维敏捷。在仪式上，卡尔对前来采访的当地媒体说："我们俩私奔了，因为他们不让我们结婚，说我们还太年轻！"伊丽莎白哈哈大笑。

卡尔和伊丽莎白可能不知道，长久的婚姻和满满一屋子的朋友有助于他们的大脑保持年轻。"定律 1"的重点是友谊以及与其相关的社会活动。我们会探讨长久的友谊对认知的影响，还会探讨友谊的反面——孤独，然后说一说具有惊人效果的大脑增强因素。

社会化："大脑维生素"

Brain Rules for Aging Well
大脑故事

布鲁克·阿斯特（Brooke Astor）是富有的女继承人兼艺术赞助人，很少有比她在社交上更活跃、头脑更聪敏的人了。2000 年，她是纽约的贵族，她丈夫的父亲死于"泰坦尼克号"沉船事件。她和闺密时尚公关埃莉诺·兰伯特（Eleanor Lambert）、曾经的歌剧演员基蒂·卡莱尔（Kitty Carlisle）、时装设计师宝琳·泰舍尔（Pauline Trigère）一起，打破了一天换四次衣服的社交规范。她在市中心的小餐馆吃午饭，然后以受托人的身份参加现代艺术博物馆的董事会议，晚上在卡内基音乐厅听音乐会，之后参加慈善晚宴，结束时喝点酒，然后在狗仔队的一路追拍中回家。

布鲁克的社交日程把 20 来岁的私人秘书搞得筋疲力尽，这和四位聪明活泼的女士的年龄形成了鲜明的对比。四人组中最年轻的是基蒂，那一年她 90 岁，而当时宝琳 91 岁、埃莉诺 96 岁、布鲁克 98 岁。

四位女士的年龄、社交活动和头脑的活力之间是否有什么关系？值得世界各地的老人欢呼的是，这个问题的答案是"有关系"。社会交往就像老年人大脑的维生素和矿物质，具有非常强的影响力，即便是网上社交也是有益的。

同行评审证实了社交与脑活力有关这一研究的可靠性。最早的一些研究证实了社交互动与认知之间的相关关系。拉什阿尔茨海默病中心（Rush Alzheimer's Disease Center）的流行病学家布莱恩·詹姆斯（Bryan James）评估了 1 140 位没有患痴呆症 ① 的老人的认知功能和社交互动情况。他首先给他们的社交互动打分，然后测量他们在 12 年中整体的认知下降率。社交最多的组比社交最少的组认知水平少下降 70%。

其他研究者将重点放在特定的认知类型上，得到了相同的结果。一项著名的研究对 16 600 人进行了 6 年的追踪，对比了社交孤立者和擅长社交者的记忆力下降程度。布鲁克之类的擅长社交者的记忆力下降程度只有离群索居者的一半。其他大量的研究也证实了社交互动与认知健康的强相关性。

值得一提的是，接下来的一些研究着眼于两者的因果关系，而不只是相关性。研究者测量了人们的认知水平基线，然后引入一些社会化的形式，再次测量认知水平。其中一项研究显示，尽管只有 10 分钟的社交互动，但被试的认知加工速度和工作记忆都得到了提升。多种实践证明，社会化与大脑功能之间的联系是相当持久的。

这种互动不一定是长期关系中的互动，也不一定和朋友的数量有关。这类主题的研究者会使用的词语有"积极的社会互动"（通常与大脑中释放的多巴胺有关）、"消极的社会互动"（通常与儿茶酚胺、糖皮质激素这类应激激素有关）和"社会交换"（描述交互性）。而我更喜欢用"人际关系"这个词，因为它比较友好。只要你的社会互动是积极的，无论是深层的还是瞬时的，无论对象是一个人还是几十人，你都会大大受益。

那么数字世界的互动对大脑功能有何影响呢？社会互动必须是面对面的

---

① 阿尔茨海默病是痴呆症的一种，"定律 6"对此有更详细的讨论。——编者注

吗？研究者很久之前就认识到，互联网可能是与社会隔绝、行动不便的老年人与他人交往的完美方法。视频聊天提供了非常棒的实验平台。待在家里的人也能提升大脑功能吗？

答案依然是肯定的，这个回答就像声名卓著的画家的作品回顾展一样受欢迎。一项针对 80 岁以上老人的研究测量了他们执行功能的基线，以及与执行功能相关的语言能力。执行功能是行为变速箱，主要由前额叶皮层控制，前额叶是额头右后方的一个重要脑区。执行功能包括认知控制（比如改变注意力状态的能力）、情绪调节（比如管理愤怒的能力）和短期记忆。研究者在获得老人们的执行功能的基线后，给每个人安装了一个视频聊天程序，平均每天跟他们聊 30 分钟，持续 6 周。

四个半月后研究者再次测试老人们的大脑，发现他们的执行功能和语言能力都有了很大改善。与每天只通过电话聊 30 分钟的控制组老人相比，进行视频聊天的老人分数明显偏高。其他数据也显示，越好地模拟真实的人际互动，被试的社交体验就会越丰富。视频聊天并不完美，但对于无法经常面对面互动的人来说，它已经是天赐之物了。这些发现应该被授予老年客户满意度奖。换句话说，你应该看看你的社交行程，把最好的衣服熨一熨，去参加一场会议，或者去参观博物馆。社会化真的能减缓认知衰退吗？你可以坚定而由衷地回答"能"。

社会化如何发挥作用？主要通过两种方式：一是减轻压力，这不仅有助于保持身体健康，而且有益于提高某些方面的免疫系统；二是锻炼大脑。

社交互动等于认知的"有氧运动"

就像神经内分泌学家布鲁斯·麦克尤恩（Bruce McEwen）所说，积极的

· 大脑真相 ·

The truth of the brain

夫妻关系恶劣的人相比于正常婚姻关系中的人，其伤口愈合的速度要慢40%。

社会互动越多，你的适应负荷就会越轻。"适应负荷"这个概念由麦克尤恩提出，是指压力对包括大脑能力在内的身体能力的总影响。承受的压力越大，负荷就越大，造成的损害也越大。打个比方，生活中的压力就像海浪，人的身体是礁石。礁石被越多的海浪冲击，它被侵蚀得就越严重。适应负荷测量的是在一生的压力海浪的冲击下，人的身体被破坏的程度。

减轻压力对免疫系统特别重要。随着年龄增长，免疫系统的抵抗力自然会变弱，压力越大，免疫系统的某些部分变弱的可能性就会越大。个中原因如下。"细胞战士"T细胞是免疫系统的一个重要部分，它们在治愈伤口（比如割伤）和抵抗感染性疾病（比如感冒和流感）方面发挥着重要作用。当你婚姻不幸或长期承受其他压力时，应激激素（如皮质醇）的水平就会升高，这会杀死T细胞。如果你跟伴侣的关系像仇人似的，那么你伤口愈合的速度就会比正常婚姻中的人慢40%，而且更容易感冒。老年医护专家加里·斯科尔（Gary Skole）说："在流感季节出门和别人社交的老年人比大多数时候独自待着的老年人更少患感冒。"

这些数据进一步证实了科学文献中有关积极的社会互动、减轻压力与长寿之间的联系。卡尔和伊丽莎白对此一定会忙不迭地点头表示赞同，而卡尔的父亲可能会在坟墓里翻白眼。

社会互动有益的原因之一是，你需要投入很多精力来维持互动，这会使你的大脑获得很好的锻炼。电影《当哈利遇到莎莉》（*When Harry Met Sally*）中的一个片段证明了这个观点。

Brain Rules for Aging Well
大脑故事

　　影片女主角莎莉的前男友要和别人结婚了，她让男主角哈利过来安慰自己。莎莉一把鼻涕一把泪地告诉哈利："一直以来，他都说他不想结婚，但真相是他不想和我结婚。"哈利想尽办法当好一名救生员，以免莎莉淹死在自己的眼泪里。她哭着说："我真是个难搞的人！"哈利认真思考后反驳说："这反而让人觉得和你相处是个有趣的挑战。"莎莉又哭着说："我太有原则，是我把他赶走了。"哈利耸耸肩："但是方式不错。"

　　莎莉毫不掩饰自己的悲痛，而哈利则慎重地保持着分寸，在这个令人捧腹的情节中两人耗费了大量精力。这刚好说明了多年来科学家已经知道的事情：真挚的友谊需要付出劳动，因为社交互动需要付出劳动。此处的"劳动"指的是以生物化学的方式耗费精力。有些研究者认为，社会互动是人类大脑有意识从事的最复杂、最费精力的工作。每当参加鸡尾酒会或安慰朋友时，人们的大脑就好比在做认知的有氧运动。

The truth of the brain

· 大脑真相 ·

社交活跃的老人在流感季节比长久独处的老人更少患感冒。

　　切尔西·沃尔德（Chelsea Wald）在《自然》杂志发表的文章中写道："（研究者）猜测，认知上费力的社交活动能够增强大脑，就像锻炼能够增强肌肉一样。这种'大脑储备'发挥着减缓功能丧失的作用，即使患了诸如阿尔茨海默病这样的疾病。"

设想你是一位科学家，而社交互动是认知的健美操。你会预测社交互动越多，负责互动的脑区就会得到越多的锻炼，并进一步假设神经组织因此会变得更强大。你猜测这甚至具有渗透效应，因为大多数脑区的工作离不开其他脑区的辅助，它们共同完成了很多功能。小到细胞大到行为，都可以衡量其是否有了成长。

科学家已经测量到了这种成长，尽管数据主要体现的是相关性。

我们先来解释几个术语：社交活动、社交网络和社交认知。研究者对这些词语的定义和普通人的几乎一样，尤其是会使用"神经基质"这样词的普通人。社交活动是你和其他人一起经历的事情，无论是出海还是约会。社交网络是你愿意一起经历这些事情的人数，通常会是好朋友和家人。社交认知是你和他人互动时使用的心理基质，实际上就是神经基质。

研究表明，大脑几乎时刻在被锻炼着。

一个人拥有的社会关系越多，其额叶某些区域中的灰质体积就会越大。这意味着人际关系对额叶的作用就像奶昔对腰围的作用。额叶是眼睛正后方的一大块区域，一直延伸到脑袋中间（戴发带的位置）。这个脑区和心理化这个认知小工具有关，心理化也被称为心智理论，是理解其他人的心理状态的能力，特别是他人的动机和意图。这类似于大脑所能够得到的读心术的剂量。如你所想，心理化能力在建立和保持社会关系上发挥着重要的作用。

额叶还负责预测个人行为的结果，它帮你克制不恰当的行为，甚至帮你进行比较后再做出决策。基于很多原因，这是保持肥胖和快乐的重要脑区。

杏仁核是杏仁形状的小结，悬垂在耳朵后面。它参与情绪的加工，也受社交活动水平的影响。你的人际关系越多、变化越大，杏仁核就越大。人际关系对它的影响可不小。如果你的社交网络中的人数增加了两倍，杏仁核的体积也会翻倍。有人会问，怎么能和那么多人保持联系呢？虽然你一次只能和 5 个人保持很亲密的关系，但研究者发现你可以和另外 150 个人保持各种性质的有意义的关系。这可以视为人际关系的圆环。

社交活动还会影响一个叫内嗅皮层的脑区，它能帮你回忆重要的事情，比如初吻。这束浪漫的神经还负责加工其他记忆以及很多类型的社会知觉。它位于颞叶，是最接近鼓膜的脑区。

· 大脑真相 ·

The truth of the brain

你一次只能和 5 个人保持很亲密的关系。

互联网出现后，社交网络的类型是硅基（计算机）的还是碳基（生命体）的，还重要吗？重要。例如，只有真人的互动才会使非杏仁核的脑区的灰质发生改变，比如额叶和内嗅皮层。相比之下，基于互联网的社交网络的规模和面对面的社交互动的数量都与杏仁核密度的改变相关。为什么会出现这样的差异？事实上我们并不知道。

当然，也要记住，并非所有的社交互动都生而平等，光是看一看充满不良管理的办公室里典型的一天就够了。

平等的社交才会有益认知

老板总是一脸不高兴，他会把私人会面的内容公开给所有员工。一位为公司兢兢业业工作了 44 年的老员工因为女儿突然住院，来找老板请假。老板抽了他一个耳光说："你去能做什么，难道拉着她的手吗？"

这是网上流传的很多糟糕的职场关系故事中的一个，颠覆了你刚形成的印象：所有人际关系都是有益的。但事实是，如果你和很多人存在的人际关系是消极的，那就会给你的健康带来不利影响。

研究显示，对健康有利的并不是社会互动的总数量，而是单一互动的品质。北卡罗来纳大学教堂山分校的研究者说："衡量社会交往质量特征的标准是社会支持和社会紧张度。质量特征不同于人际关系的数量。社会支持和社会紧张对成年中期人们的身体健康很重要，到成年晚期依然有影响。"

关于人际关系方面各种应该做和不应该做的事情，行为实验室给出了一些指导。本着高人一等的原则进行的互动，对认知完全无益。有的人喜欢控制别人的情感，有的人爱管闲事，有的人像前文提到的那位老板一样总是出言不逊，和这类人的关系哪怕不能彻底断绝，也应该尽量减少。

对大脑有益的互动秘诀是什么？是愿意站在他人的视角，主动理解不同的观点。你可能同意他人的看法，也可能不同意，但努力去理解会把闲谈转变成有意义的大脑食粮。如果这听起来像之前说过的心智理论，那你简直可以从事专业研究了。它还有一种科学的说法：不要太以自我为中心。

顺便说一下，这条建议对比领养老金平均年龄年轻很多的人同样有益。不管在任何年龄段，经常和别人互动都会使大脑受益。你可以创造有利于高品质人际关系的环境。社会心理学家丽贝卡·亚当斯（Rebecca Adams）几年前在《纽约时报》上撰文总结道，你应当培养以下条件：

- "反复的、无计划的互动"——自发地和好朋友亲密互动。
- "邻近"——和朋友、家人住得近些，这样才容易产生亲密的互动。
- "鼓励人们放下戒备的环境"。

亚当斯说，我们大多数最牢固的友谊始于大学不足为奇，因为大学里有符合这些条件的环境。

另外，你最好有各个年龄段的朋友，包括孩子。这个观点得到了数据的证实。老年人拥有的代际人际关系越多，大脑获得的益处就会越大，尤其是老年人和上小学的孩子的互动。它能够减轻压力，降低如焦虑症和抑郁症等情感障碍发生的概率，甚至能降低死亡率。

产生这些结果的原因可能有很多。年轻人的观点往往和老年人的不一样，这意味着和不同代的人交往会增加你接触到的观点的多样性。你会阅读不同类型的书，笑点也会变得多样起来。如果你经常接纳别人的观点，一个重要的脑区就会得到锻炼。"有时你需要和 3 岁的孩子聊聊，你会重新理解生活。"这句话相当正确。另外，如果你只有老年朋友，你可能参加更多的是葬礼，而不是婚礼，没有什么比看着周围人离世更能增加孤独感了。拥有年轻的朋友能让你再次经历久违的婚礼和宝宝派对，感受到生命的生生不息。从统计学上看，你的年轻朋友肯定比你活得长。

令人高兴的是，忘年交对孩子的生活也是有益的。经常和老年人互动会提高孩子解决问题的能力，对其情感发展具有积极的影响，还能促进语言的表达力。老年人更耐心，更容易看到生活中光明的一面，照看孩子更有经验，因为他们大都养育过自己的孩子。对于在双职工家庭中长大的孩子来说，善良、倾听和同情的能力尤其宝贵。能够给予孩子时间、宽容孩子的小毛病的老年人在与高需求的孩子互动时会发现,这次自己可以做更明智的家长,这会带给他们快乐。

因此,你应该努力成为最受欢迎的祖父母,成为良师益友,成为知己;营造和谐的婚姻,和邻居交朋友,经常看望你的朋友。

如果你不这样做会如何呢?

人一生的孤独感呈 U 形曲线

研究者发现了老年和孤独的三个重要事实。第一个事实像皱纹一样不可避免,即孤独感确实会随着年老而增加。研究显示,有中度孤独感的老年人占 20% ~ 40%。第二个事实是孤独感在一生中的分布并不均衡,呈 U 形曲线。第三个事实是孤独是导致临床抑郁最大的风险因素。

孤独的定义似乎像干燥的墙面一样明显。你想和别人待在一起,但没法实现,因此感觉很糟糕。不过以科学的方式来定义孤独会有些棘手。有些人喜欢独来独往,有些人喜欢宠物胜过喜欢人,有些人则需要身边随时都有人。研究者用"客观的社交孤立"来指那些独来独往的人——他们喜欢这样,用"感知到的社交孤立"来指感到孤单的人——他们不喜欢这样。实验室对孤独的定义则是,"感觉无法控制社交活动的数量,尤其是质量"。

科学家还可以用心理计量测验来阐释引用的这句话是什么意思。这个测验是在地球上最孤独的地方之一南加州被设计出来的,因此被恰如其分地称为加州大学洛杉矶分校孤独量表。研究者的发现如下。青春期晚期我们开始感到孤独,进入成年早期和中期后,孤独感会减轻。这是很自然的,因为上学、上班、生儿育女,生活中塞满了其他人。25 岁时,我们朋友的数量达到峰值，然后慢慢下降，45 岁时会平稳一小段时间，55 岁之后继续下降，走完孤独的 U 形曲线。

这些数据存在很多值得注意和细微的差别，因此 U 形曲线是歪的。75 岁是人生中孤独感最弱的时候，80 岁生日后的一两个月是孤独感最强的时候。贫穷的老人会比富有的老人感受到更强烈的孤独感，二者的孤独感相差三倍，已婚者比独居者较少感到孤独，对各个年龄段的人来说都是如此，但亲密感在老年人婚姻中的作用比年轻人的更大。身体健康状况对老年人的孤独程度也有着很大的影响。

你在社交上越孤立，就会越不快乐。研究者相信这种关系可以追溯到人类的进化过程：从生物学角度来说，人类太虚弱，没法靠自己的力量长期生存。于是我们的大脑形成了对社交孤立的消极反应系统，迫使我们寻找伙伴。合作和我们为了合作而发展出来的心理化工具，直接把我们放进了达尔文式的共乘车道，这样我们就可以活到传宗接代的年纪了。

孤独时我们会做不好很多事情，比如我们的社交行为会受损。孤独会养成糟糕的梳洗打扮习惯，人会逐渐失去料理私人事务的能力，比如洗澡、使用马桶、吃饭、自己穿衣服、起床等。有些情况还与即将发作的抑郁症有关，孤独的老年人特别容易患抑郁症。

孤独的老人免疫系统偏弱。他们更容易感染病毒或患上癌症。他们的应激激素水平较高，这会产生各种消极影响，主要是造成高血压，从而增加患心脏病和中风的风险。孤独对认知的伤害是全方位的，从记忆力到知觉速度无所不包。它甚至是引发痴呆症的风险因素。

长期孤独会让人陷入恶性循环。众所周知，衰老的过程伴随着身体疼痛：某些组织因为无法治愈而开始损坏，老年人更容易出现某些身体部位的疼痛加剧，关节炎是其中之一。这些不适会影响你聊天的主题、你的行动能力和睡眠，这一切会让你变得越来越不讨人喜欢，想和你在一起的人也会越来越少。社会互动的减少会使你更容易出现上文提到的问题。你变得更加不适合社交，别人也不再来看望你。这个循环周而复始：你越孤独，就会变得更孤独。这个时候抑郁症就会开始攻击你。到人们80多岁时，孤独是造成抑郁症的唯一风险因素。就像后面将探讨的，那会给一大堆神经系统带来坏消息。

· 大脑真相 ·

The truth of the brain

孤独的老人死亡的可能性比社交活跃的老人高45%。

社交孤立对老年人最强的影响是死亡。孤独老人死亡的可能性比社交活跃的老人高45%。即使把使人衰弱的疾病和抑郁症等作为控制变量进行研究，这个数字依然不会有大变化。可见，如果没有很多朋友，你的寿命会比原本的要短。

极度孤独易造成脑损伤

"霍德尼斯太太，请你说一说活到103岁最大的好处是什么？"一位记者问。霍德尼斯太太幽默地回答："没有同伴压力。"

霍德尼斯太太很幸运，拥有敏锐的头脑。很多老年人却没那么幸运，而且多数是老年女性。神经学家劳拉·弗拉迪戈利奥尼（Laura Fratiglioni）猜测这可能和男性寿命没有女性长有关，许多家庭会留下寡妇独自生活，所以女性比男性更容易患痴呆症，尤其是在80岁以后。社交孤立是痴呆症的罪魁祸首吗？劳拉发现其中确实存在着相关性。独居的女性以及没有丰富社交互动的人，比和人一起生活或保持着亲密社会交往的人更容易患痴呆症。

研究者对这个令人不安的发现背后的大脑机制进行了研究。具备一定因果关系的清晰结果呈现了出来：极度孤独会造成大脑损伤。这很重要，值得更全面地解释一下，其所涉及的生物学机制和你碰疼脚趾时所激发的机制是相同的。

你肯定知道炎症。你踢破了脚趾，局部受到感染，细菌会利用这个机会冲进去，发动攻击，身体的反应是红肿和让你想骂人。典型的炎症反应会受到很多分子的监督，其中一种叫细胞因子。细胞因子会履行它们的职责，几天后就把不受欢迎的坏分子干掉了，身体的反应也就结束了。这就是急性炎症。

而和踢破脚趾相关的另外一种炎症也与细胞因子有关。这种炎症和我们的故事关系更大，它被称为系统炎症或持续炎症，顾名思义，这种炎症持续的时间较长。身体各个部分都有可能发生这种炎症，类似于全身主要器官发生了"踢破脚趾事件"，然后相应部位出现了系统性的、低强度的炎症。

不要让"低强度"这个词愚弄了你。系统炎症就像酸雨腐蚀森林一样，会破坏很多类型的组织。它甚至会破坏大脑，尤其是白质。白质由包裹着神经元具有绝缘作用的髓鞘构成，能够改善电传导。如果没有白质，大脑就无法发挥良好的功能。

人们为什么会得系统炎症？原因很多，包括抽烟、暴露于污染物中或超重等因素。压力，就像行为的胃酸反流，也会引发系统炎症。按照卡内基 - 梅隆大学认知轴突实验室（Cognitive Axon Lab）主任蒂莫西·维斯提南（Timothy Verstynen）的说法，孤独也会引发系统炎症。他在 2015 年的研究中发现，长期社交孤立会加重系统炎症。孤独造成的伤害令人震惊，竟和抽烟、肥胖的伤害差不多。这个结论背后的分子机制就像来自衰老地狱的三步反馈回路：第一步孤独导致系统炎症；第二步炎症破坏大脑中的白质；第三步这种破坏导致前面提到的行为改变，行为改变导致更少的社交互动。如此反复。

· 大脑真相 · *The truth of the brain*

孤独造成的伤害和抽烟、肥胖的伤害差不多，极度孤独会造成大脑损伤。

如果孤独和大脑损伤之间只隔着一层薄膜，我们就需要认真思考如何改善社会对待老人的方式，以及老人对待他们自己的方式。我们应该感恩自己所拥有的朋友。如果友谊的池子里水太浅，我们需要认真筹划如何重新充满它。

社会环境使人们愈加孤独

随着年龄的增长，重新充满友谊的池子可不是容易的事。前文讲到 25 岁之前，你的朋友数量在不断增加，之后会开始慢慢减少，到中年后期停止。众所周知，处在人生后期的婴儿潮一代[①]正在失去朋友。和前一代的老人相比，他们和家人、朋友、邻居等几乎各类人的交往都变少了。

社会学家一致认为，老人朋友减少的原因是多方面的，但他们尚未就具体原因达成一致意见。有的社会学家认为主要在于育龄人口变得漂泊不定。这意味着社区在不断形成，人们离开居住地，再重新形成新的社区，这不利于创建丰富而持久的成年人友谊。在一个地方长期生活能够保障人际关系的稳定，而这种情况将慢慢不复存在了。我的祖父母参加了他们几十年老友的

---

① 婴儿潮一代：特指美国第二次世界大战后的 1946—1964 年出生的人群。——编者注

结婚纪念日，那些朋友是他们的小学同学。如今这种情况几乎无法想象。

此外，发达国家的生育率大大降低了。一段时间后，叔叔舅舅、姑姑姨妈、堂兄弟姐妹、表兄弟姐妹都会减少。尽管烦人的家庭聚会少了，但和亲戚保持长期关系的可能性也降低了，即使你一直在同一个地方生活。因此你没有好朋友，没有很多家人，甚至没有家。这种环境就像一潭死水，只会使人越来越孤立。

除此之外，友谊的性质也在改变，数字世界提供了替代面对面互动的电子产品，而且很诱人。研究者正在认真研究这种改变是否会造成重大影响，我在后面的内容中也会更多地探讨这个主题。

综上所述，环境使如今的老人比以前的老人更有可能独处。独处是有害的，因为社交孤立是大脑最不需要的东西，于是大脑受到了来自进化中的自然因素的侵蚀性攻击。这还不是全部，先天和后天发挥着同样重要的作用。我们接下来就会探讨这些观点。

随变老而来的"面孔失认"

"面孔失认症"的英文 prosopa gnosia 很难发音，其带来的感受更是令人难过。患有面孔失认症的人没法做连婴儿都能做的事情：识别面孔。他们认识你多年了，但你走进房间 5 分钟后，他们都认不出来你。他们也认不出其他人。可他们一般能毫无问题地识别其他东西，如帽子、眉毛，甚至"脸"这个概念。

面孔失认症也被称为脸盲症，患者通常会借助特别的方法行走于社交世界。为了区分家人，有的患者不得不记住他们经常穿着的衣服。为了识别同事，有的患者不得不非常注意他们走路的方式或特定的姿势。已故神经学家奥利弗·萨克斯（Oliver Sacks）就是脸盲症患者，他会让参加派对的客人戴上姓名牌，这样才能认出他们。

难怪很多此类患者不愿意社交，并常常出现社交焦虑。因为大量的社交信息写在脸上，眼睛、面颊和下颌透露出一个人开心还是难过、满意还是厌恶，是潜在的伙伴还是潜在的威胁等信息。脸盲症患者因为无法感知他人的感受，他们会退缩进《阴阳魔界》（Twilight Zone）的世界中，在那里人们认识你，但你不认识他们。这也是萨克斯不参加会议和大型派对的原因。

面孔失认症和被称为梭状回的脑区受损有关。梭状回位于大脑的下部，离脊柱进入头颅的地方不远。中风和各种头部创伤都有可能损伤梭状回。脸盲和虹膜的颜色一样是可遗传的，也就是说你会从父母那继承脸盲症。据说有 2% 的人患有脸盲症，一种不太严重的脸盲症似乎和正常的衰老有关。

随着变老，人们会越来越认不出熟悉的面孔，也无法感知一些面部的情感信息。原因是连接梭状回和其他脑区的神经束——白质开始变得不完整了。面孔失认症解释了脑科学中的一个重要原则：特定的脑区负责特定的功能。这些脑区受伤了，相应的功能就会改变或消失。

老人的这种行为障碍并不会影响所有方面，他们能分辨吃惊、快乐等情感，能很好地分辨厌恶。事实上，在对分辨厌恶进行测试时，老人的分数比年轻人的高。但他们不太善于分辨悲伤、恐惧和愤怒。他们很难认出曾经认识的人，有点像"迷你"的面孔失认症，也难以分辨人们的某些情感。这真是倒霉的买一送一。

因为这些障碍而不愿参与社交的老年人是否类似于有脸盲症的人？尽管

还需要进一步的研究，但答案应该是"是的"。就像我们探讨过的，人们年老时会开始退出社交互动，社交表现出严重的下滑。有趣的是，实验室里的猴子在老年时也会出现社交活动的减少。

心理化又称心智理论。随着年龄的增长，人们心理化的能力会下降。在一项被称为"错误信念任务"的实验中，人们被要求猜测别人的意图。年轻的成年人一般准确率能达到大约95%，而较老的成年人为85%左右。老年人年事越高，分数越低，80岁之后，降低到不足70%。原因似乎是前额叶中一个脑区发生了与年龄相关的功能改变。前额叶是最晚进化出来的，是大脑基础结构的扩展，是最有才干的结构，具有从决策到人格形成的各种功能。人类所具有的大多数独特能力都来自前额叶。

面部识别能力和心理化的改变是否存在联系？如果有联系，它们是造成老年人社交孤立的一部分自然原因吗？我们目前还不知道。但是我以比较科学的方式写这些内容，说明我们对此的了解已经比几年前有了很大进步，而且这类进步已经进入了实际的干预领域。研究显示，人们可以采取一些措施减轻孤独的负面影响。接下来我会探讨这些措施。

越跳舞，越健康

Brain Rules for Aging Well
大脑故事

舞蹈演员科夫米哈尔·巴里什尼（Mikhail Baryshnikov）和弗雷德·阿斯泰尔（Fred Astaire）的年龄大约相差 50 岁，但这并不妨碍这位拉脱维亚舞蹈演员对美国同行的崇拜。这位传奇芭蕾舞演员说："任何一个舞蹈演员看了阿斯泰尔的表演后，都会觉得自己不应该干这行。"他说的阿斯泰尔是一位好莱坞电影明星兼神一般的职业舞蹈家。阿斯泰尔几乎和 20 世纪美国电影中每一位女主角跳过舞，也和扫帚、鞭炮，甚至自己的影子跳过舞。在连锁舞蹈工作室的推动下，他激励了整整一代美国人晚上外出跳舞。作为脑科学家，看着阿斯泰尔看似毫不费力的动作，我想说他可以再次激励我们。不过，他于 1987 年去世了，享年 88 岁。

我对舞蹈的热情是有科学根据的。舞蹈是一种迫使你进行社交互动的仪式性运动，其益处大到难以置信。有关它益处的同行评审论文甚至可以铺满舞蹈大厅的地面。

大脑实验室
Brain Rules for Aging Well

在一项研究中，研究者招募了一些 60～94 岁的健康老人参加为期 6 个月的舞蹈课程，每周 1 个小时。研究者在课程开始前评估了这些老人的各种认知能力和运动技能，6 个月后再做评估。研究者对不参加舞蹈课程的控制组，也进行相同的评估。

评估的结果颇为可喜。6 个月后，用标准化的反应时间分析进行测量后发现，老人手部的运动协调能力提升了大约 8%。这听起来好像不算多，但相应的是控制组在相同的时期内分数下降了。研究者还测试了各种认知能力，包括流体智力、短时记忆和冲动控制。在舞蹈课后，老人的这些能力提升了 13%，用测力板进行测量的平衡能力提升了大约 25%。控制组则表现为纯粹的能力下降。6 个月之后，跳舞的老人们行动和思维方式都不一样了。

跳哪种舞蹈似乎并不重要。探戈、爵士、萨尔萨、民族舞……各种舞蹈都会对大脑施加神奇的魔法。进一步的研究显示，其他形式的仪式性动作，比如太极和各种武术，同样有益于以上提到的种种能力。

最出人意料的发现之一和参加跳舞的老年人摔倒的次数有关。在一项太极研究的测试期内，参加测试的老人摔倒的次数降低了 37%。摔跤对老年人来说可不是小问题；他们非常担心摔跤的原因有二：头部受伤和银行账户。在美国，老人摔倒造成的医疗费用每年总计超过 300亿美元。在澳大利亚，与老年人摔倒相关的损伤占医疗预算的近 5%。

The truth of the brain

· 大脑真相 ·

经常跳舞，能使老人的认知能力提高 13%，姿态和平衡能力提升 25%。

阿斯泰尔显然清楚舞蹈的重要性。

跳舞有益的原因我们还不确定，不过毫无疑问锻炼起到了一定的作用。跳舞的人不仅要学习并记忆同步的动作，而且表演这些动作也需要体力。同时，跳舞也能推进人们的社会化。在大多数研究中，满满一屋子要跳舞的人，通常互为舞伴，他们需要进行的社交互动至少和一起喝两杯差不多。

面对面的互动也是跳舞能带来好处的原因之一，有些发现令人吃惊。各种不同的舞蹈会提供不同程度的与人接触的机会，这对所有人都很重要，对老年人尤其重要。著名科学家蒂芙尼·菲尔德（Tiffany Field）的实验室曾研究过，与人接触对老年人大脑以及对其他人大脑的益处。菲尔德是迈阿密大学触摸研究所（Touch Research Institute）的负责人。她研究的不是跳舞，而是按摩。她是最早发现按摩对人的认知和情绪具有强大的促进作用的研究者之一。

· 大脑真相 ·

The truth of the brain

触摸能极大地提升人的认知和情绪水平，每天15分钟就够了。

菲尔德研究过的每一个人都证明了触摸的益处，从新生儿重症监护病房里最小的婴儿到养老院里最年长的居民。

要想获得触摸的益处，你不一定要找专业的按摩师。非专业人士，比如朋友的不经常的触摸也有助于巩固关系（只要触摸是受欢迎的，而不是别有用心的就可以）。一天触摸15分钟就可以。这有助于解释舞蹈的神奇魔法，因为在跳舞时，人与人之间的触摸时长远超15分钟。

这引出了一些很实用的建议。如果你比较年轻，就学习跳舞并保持到退休之后吧。如果你已经到了该考虑退休的年龄，就更应该这样做。如果你已经会跳舞了，那就找个可以经常跳舞的地方。如果你不会跳舞，那就去上舞蹈课，然后开始跳舞。

这也有助于帮我们解决数字化带来的问题。正如前文所述，我认为社交媒体适合老年人，尤其是适合运动能力受损的人。面对面的交流显然具有更大的益处。只要条件允许，我建议你一定要选择面对面的互动。只要有可能，一定要允许其他人和你呼吸相同的空气。是的，这样的交往有它的缺陷，但暮年的大脑需要它。跳舞时你会觉得尴尬，说话会让你难为情，但打字不会。不过在数百万年的进化过程中，我们进行的都是有血有肉的互动，而不是计算机服务器和中央处理器的互动，所以你要相信自己能胜任前者。

既然社会化对大脑有如此重大的作用，不如就选择互相陪伴这件世界上最自然不过的事情吧！

大脑定律的应用 Brain Rules for Aging Well

- 保持社交群体的活力和健康，能提升你在年老时的认知能力。
- 好的婚姻等有助于减压，高品质人际关系对长寿有巨大裨益。
- 拥有忘年交可以减轻压力，缓解焦虑和抑郁。
- 孤独是老年人患抑郁症的最大风险因素，极度孤独会造成大脑损伤。
- 跳舞能够锻炼身体、增进社交互动和认知能力。

定律 2
培养积极的心态

皱纹应该只是微笑留下的痕迹。

——马克·吐温（Mark Twain）

幸福只不过是好身体加坏记性。

——阿尔伯特·施韦泽（Albert Schweitzer）

最近一张生日贺卡引起了我的注意："坏脾气老头的任务清单。"

1. 警告熊孩子们离我的草坪远点。

2. 对邻居咆哮。

3. 写斥责信。

4. 剥夺某人的继承权。

5. 长时间占用超车道，而且开得很慢，一直打着左转向灯。

6. 再次警告孩子们离我的草坪远点。

7. 买更多"禁止闯入"的标志牌。

8. 告诉小混混，我不是好惹的。

9. 愤愤地抱怨一会儿。

打开贺卡，上面写着：

10. 生日快乐！

贺卡上有很多特别强调的词，就像这张卡片所暗示的，老年人有坏脾气是众所周知的。这种说法有根据吗？老年人还有慈祥的、耐心的、睿智的，这些词通常来说跟坏脾气可没有任何关系。我的祖父母给我的感觉就是慈祥、耐心、睿智。从研究的角度看，这些问题是严肃的定义问题。幸福是什么？虽然研究者没有在定义上达成一致意见，但我打算采用心理学家埃德·迪纳（Ed Diener）的定义。他认为幸福就是"主观幸福感"。著名积极心理学家马丁·塞利格曼（Martin Seligman）①把乐观精神定义为知道坏事情不会永远持续下去，好事情会再次降临。一个是目前的状况，另一个是对未来的态度，两种观点看起来都有用。随着岁月的流逝，我们会更加渴望乐观的体验，回忆乐观体验的能力也会变得更强。

为何越老越快乐

很长时间以来，人们一直有个疑问：随着变老，人会变得更爱抱怨、更快乐，还是保持原来的样子？研究发现，人们很符合"彼得兔的故事"作者毕翠克丝·波特（Beatrix Potter）创造的经典形象"坏脾气的园丁麦格雷戈先生"：他们越老越爱抱怨。这可能是因为被研究的老人一直受关节炎的折磨，周围人不断故去，他们生活在无尽的孤独中。其他研究则显示了相反的结果：人们步入老年后会变得更快乐，适应得更好，也会变得更睿智。这可能是因为老人们生活在知识不断更新的世界里，找到了避免悲痛的方法，他们的社交活动也在与别人分享自己所见的同时也变得愈加快乐。老百姓和波特，谁的想法更对呢？

进一步的研究让我们对这个问题有了更清晰的认识，大多数结论是积极的。随着变老，人们真的会变得更快乐，但存在着一个关于抑郁症的重要警告，我会在后面对此进行解释。老年人的情绪会更稳定，变得更和蔼可亲、更认真正直。这种

The truth of the brain

· 大脑真相 ·

60 多岁人的情绪稳定性比 20 多岁的人高 69%。

---

① 作为心理学领域当之无愧的巨擘，塞利格曼对积极心理学和幸福之道有着广泛而深入的研究，想了解其更多作品和生平，欢迎阅读由湛庐策划出版的"塞利格曼幸福五部曲"和《塞利格曼自传》。——编者注

变化很明显。以一种心理测量标准为例，60 多岁的人在情绪稳定性上的评分比 20 多岁的人高 69%。老年人在亲和性上的评分更高。

为什么这个结论会和历史上的研究存在差异？因为后者存在一个典型的错误。大多数年代久远的研究没有考虑到被试的生活环境和经历，包括我们现在所说的社会经济的控制因素：财富、性别、种族、情绪、教育、工作稳定性，甚至出生年份。例如出生在大萧条时期的老人的幸福状况不同于婴儿潮一代，二者又都不同于千禧一代①。大萧条时期出生的老人有可能最幸福，也可能最不幸福。有没有孩子也是影响幸福感的因素之一。婚姻满意度对幸福感有着深远的影响。父母幸福感的高低取决于孩子的年龄。孩子离开家后，婚姻会达到最幸福的状态，即是空巢期和退休之间的这段时期。孩子处于青春期时，父母的幸福感最低。

如果把这些因素考虑进统计数据，如美国国家衰老研究所的做法——研究了 1885—1980 年出生的数千人，你会看到幸福感明显的上升趋势。正如一位记者所写的："每个人的幸福感在一生中是增加的。"另一项涵盖 21 ～ 99 岁的 15 000 多人的研究也将类似的变量纳入了考虑，同样发现老年人幸福满满。如果这就是故事的结尾，那我们可以吹着欢快的口哨，收拾好东西，结束对"定律 2"的讨论了。但事实是，情绪的各方面并非会随着年老而得到改善，这种提升也不会一直持续，也不是每个人都有所提升。不过在探讨这些之前，我们要先看一看为什么很多人的幸福感能持续很长时间。

20 世纪 60 年代末到 70 年代初的摇滚时代，最乐观向上的歌曲之一

---

① 千禧一代，指出生于 20 世纪时未成年，在跨入 21 世纪（即 2000 年）以后达到成年年龄的一代人。——编者注

不是摇滚乐队的作品，而是爵士乐传奇人物路易斯·阿姆斯特朗（Louis Armstrong）演绎的《多么美妙的世界》（*What a Wonderful World*）：

> 我听见婴儿们的哭声，
>
> 看着他们长大；
>
> 他们学到的东西，
>
> 比我知道的多很多。

然后，阿姆斯特朗感叹这是多么美妙的世界。有些人反对这种过于乐观的态度。当时正值冷战时期，世界上还有战争，很难称得上美好，不是吗？阿姆斯特朗当然听到了这些批评，在一天晚上的演唱会开始之前，他对观众说：

> 有些年轻人对我说："嗨，你是什么意思，多么美妙的世界？各处发生的战争怎么算，你把这也称为美妙？"但是听一会儿流行老歌如何？在我看来，糟糕的不是世界，而是我们对它的所作所为。我想说的是，如果我们给世界机会，就会看到这是多么美妙的世界——爱、婴儿。秘密就在于此。

值得注意的是，阿姆斯特朗之所以伟大，可以说当时的种族隔离"功不可没"，身为黑人的阿姆斯特朗使用的卫生间和饮水器都标注着"有色人种专用"。

我们在生活中既会遇到积极的事件，也会遇到消极的事件。在岁月流逝的过程中，大脑对积极信息和消极信息的加工不是均衡的。我们越老，会越渴望也越容易记住乐观的信息，越来越能感受到世界的美好。这一结论从何而来？科学家们最初的发现是年纪较大的人的消极情绪比年轻人的少。

南加州大学老年病学家玛拉·马瑟（Mara Mather）和斯坦福大学长寿中心主任劳拉·卡斯滕森（Laura Carstensen）等研究者发现，年纪较大的人对积极刺激的关注多于对消极刺激的关注，而且会记住开心事情的更多细节。

在一项被试包括平均年龄为 24 岁的年轻人和平均年龄为 73 岁的老年人的实验中，研究者让被试盯着快乐的面孔和悲伤的面孔看。被试们会最关注哪个？专业人士称其为"注意偏向"。当年轻人看积极的面孔时，他们在 25 分的偏向量表上得了 5 分，看消极面孔时得了 3 分，这说明他们对每种面孔的关注比较平均。当老年人看相同的面孔时，他们在积极面孔上得了 15 分，在消极的面孔上得了 -12 分，非常不平均。

研究者在评估消极记忆时也发现了类似的差异。为了理解这些数据，我们有必要简单回顾一下记忆的工作原理（在"定律 4"，我们会进行更全面的解释）。很重要的一个概念是：大脑对生活的记录不像磁带式录音机那样录音，而是存在着很多半独立的记忆子系统，相当于有很多类型的录音机，每个负责记录和检索特定领域的学习内容。例如，记忆怎么骑自行车所使用的录音机不同于记忆《绝命毒师》中的情节或回忆托尼·班尼特（Tony Bennett）的歌《摆出开心的样子》（*Put on a Happy Face*）所用的录音机。你能够认出以前曾见过的东西，这种名为再认记忆的能力需要用到另一种记忆子系统。

为了测试再认记忆，研究者给年轻人和老年人展示了"积极图像"和"消极图像"。年轻人回忆两种图像的比例差不多相等，老年人则不同，他们对积极图像的再认分数比消极图像的高 106%。

研究者发现，随着年老，人们在情景记忆（对事件的记忆）、短时记忆（又称工作记忆）和长时记忆上也存在着类似的改变。这种现象还有个名称，即积极效应。老年人之所以觉得更快乐，是因为他们对自己关注和记忆的事情越来越有选择性。

为什么老人会变得乐观？毕竟他们的关节开始疼痛，而且没法治愈；朋友们好像身处战区，开始一个个离他们而去；他们会忘记自己为什么下楼，开始忘记亲友的生日。快乐可能是大脑让我们保持亲社会的众多奖励之一。强调积极可以赶走抑郁，避免自杀。对我们更积极热情的人更有可能在我们年老时伸出援手，这对生存有利。

老年人变得更快乐还有另外一个亲社会的原因。为了解释这个原因，我会将目光转向维多利亚时代的英国人，他们老的时候通常没有笑脸，比如典型的坏脾气老人埃比尼泽·斯克罗吉（Ebenezer Scrooge）。

社会情绪选择理论

狄更斯的《圣诞颂歌》让我最困惑的是，19 世纪书中的内容看起来好像直接取自 21 世纪老年科学的教科书。这是有证据的，我会提供一些斯克罗吉著名的叙事弧[①]。一开始他是个吝啬鬼，不愿意庆祝圣诞节，即使最后面临死亡时也没有变成圣诞老人。想必贪婪的放债者像无辜的小蒂姆一样怕

---

① 叙事弧，指小说或故事中具有时间性的剧情结构。——编者注

死，所以帮助他转变的不是死亡。促成改变者逐渐出现了，圣诞幽灵让他看到了自己一生的种种经历。年轻时斯克罗吉的心思都在新出现的职业——工业革命时期的银行业，以及他越来越以自我为中心的成功上。当他老了时，圣诞幽灵获得了支配权，把他的优先级颠倒了过来。浸透了知识的冰冷的账户世界被换成了充满情感、温暖的人际关系世界。

在这方面数据和狄更斯不谋而合，这种交换——当然没有圣诞幽灵，正是年老过程中大脑发生的情况。老人的生活重心从支付大学贷款和各种生活开支转向了陪孙辈玩耍，一般来说这会让老人更快乐。这种令人愉快的变化既有先天的原因，也有后天的原因，两者都值得你去了解。

年轻的时候，大脑哄骗你，让你相信即使不是长生不死，你也会活很长时间。这种态度产生了积极的社会影响：是努力存养老钱还是加入医疗保险（保险公司常常把这个年龄的人群称为"长生者"）。你的事业刚刚起步，为了未来的成功，你认为最重要的是获得相关的知识。人际关系的成功也需要你这样做。任何结了婚又有了孩子的人都清楚，要想成功，你需要许多的额外知识。

不过这些想法会随着年龄的增长而改变。现在你的身体轮胎又磨损了几公里，你对世界是如何运转的有了更多的了解。你不需要三个圣诞幽灵也能意识到自己以前错了，你不会永生。我记得在写下"翘辫子之前想读的书的数量"时，我第一次意识到自己不会永远活着。我计算了一下读这些书需要的时间，意识到读完它们需要 180 多年，而且是什么都不干，只看书。虽然在我看来这无异于活在天堂，但很可惜，我还有其他事情要做。年老迫使我开始排列优先级。自从意识到想把更多的时间花在家庭上，而不是狄更斯或其他作者身上后，我就开始感觉到自己的人际关系发生了温暖的改变。

这种改变符合是研究结论的。当你意识到你是有保质期的时候，就像被幽灵拜会过的斯克罗吉一样，你会开始重视人际关系胜过其他一切。当你把生活中的社会情绪构成排在最前面时，你就会变得更幸福。这种改变很普遍，并且得到了很多实证支持，它被赋予了一个冗长乏味的名称：社会情绪选择理论。

在部分科学家苦苦思考这些行为数据的重要性时，其他科学家已经开始探索它们潜在的神经学根源了。他们给自己的发现起了一个更令人烦恼的名字：FADE，即前杏仁核与年龄相关的情绪差异（frontal-amygdala age-related differences in emotion）的缩写。

我们已经探讨过其中一个差异：你的社交关系越丰富，杏仁核就会变得越大。其他差异也会随着年龄而产生。年老的大脑会产生更强烈的情绪，这些情绪正在改变我们应对世界的方式。被称为 FADE 的神经学效应很可能直接影响了我们对"什么很重要"的看法。结果就是生命里永远有圣诞鹅——你开始珍惜人际关系的世界了。

老年人不愿冒险吗

人们认为老年人都讨厌冒险，但是不要对俄亥俄州的退休牧师加里·科尔曼（Gary Coleman）说这样的话。

Brain Rules for Aging Well
大脑故事

科尔曼看起来像演员肖恩·潘（Sean Penn）74 岁时的样子，

他还是个过山车迷。2015 年他在俄亥俄州著名的响尾蛇过山车上转了 12 000 转。"我觉得这是我一生中坐过的最棒的过山车，"他在采访中感叹道，"以我这个年龄来说，它棒极了！"他知道自己在说什么，从童年起他就迷上了坐过山车。

研究者发现，随着变老，人们在与冒险相关的行为改变上，存在两种有趣的模式。一种被称为"确定性效应"，另一种是"预防动机"。它们无疑与幸福感相关，就像科尔曼的过山车体验。

确定性研究一开始因为不确定性而进展不顺利。因为愿意冒险的年轻人和老人的比例几乎相等，二者有着几乎相同的热情。研究者知道相等并不总是意味着相似，所以他们埋头猛攻电子表格，然后有了突破。不同年代的人冒险的类型非常不同，就像喧闹的赌场和舒适的茶室之间的差异。

到某个年龄时，你或许发现自己不喜欢冒险了，并不只有你这样。如果有两个选择，一个是在冒很大风险后有可能获得很大收益，另一个是冒较小的风险获得较小的收益，老年人几乎肯定选择后者。事实上，如果存在损失收益的威胁，无论收益看起来多微不足道，老年人对风险的厌恶也总会占上风。为什么？因为老年人希望更多地体验积极的情绪。就像玩一分钱老虎机，收益的大小对老年人并不重要，只要能玩就行。这一状况非常普遍，研究者称之为确定性效应。

老年人很容易满足，不妨和年轻人做个比较。年轻时，我们的幸福感总处于平流层，我们想获得更多。我们渴望跳舞、咆哮、吵闹的音乐、喧闹的朋友。毕竟，我们会在这些充满活力的活动中找到终身伴侣，或者有助于日后职业发展的人脉。这是一种高风险的生活方式，是一种积极进取的自利。这是可以理解的。年轻时，我们的重点在于未来，不在于过去——或许因为我们还没有创造出过去。这就是为什么待在家看重播的《我爱露西》（*I Love Lucy*）不是年轻人喜欢的休闲方式。研究者把这种倾向称为"提升动机"。

收获提升动机的成果后，我们发誓效忠于抵押贷款、为人父母和存退休金的铁王座。我们成为效率专家，千方百计地保持成功。在这个过程中，成功和失败都开始大量累积。我们开始既在意攻，也在意守。最后，永生的幻觉消失了，退休开始逼近。我们想保护好自己努力获得的东西，从提升动机转向预防动机。预防动机这个词很恰当，它源自人生的终极嘲讽：死亡。现在我们从保全自己的角度来思考，因为时间短暂。当下的幸福比未来的回报更重要。咯吱咯吱作响的关节、相继去世的朋友、先后离家的孩子，老人们的选择所剩无几，晚上在家看看新闻或电视剧成了中意之选。

总之，正是人际关系改变了我们对冒险的看法。我们想尽量避免潜在的风险，张开双臂迎接小小的回报，因为我们可能享受不到很多回报了。在过山车上转完第 12 000 次之后，你意识到这没有什么害处，而且依然会带给你很多乐趣。那么坐第 12 001 次又有何妨呢？

为什么你容易上当受骗

我还没有讲述老年人和幸福的完整故事，我的胆怯是有原因的：让我胆怯的不是树莓黑莓的混合调味酱，也不是主题公园的骑乘项目。以下是一个真实的例子，告诉你不太好的消息有多么令人难过。

Brain Rules for Aging Well
大脑故事

　　南加州一位鳏居的 74 岁内科医生发现孤独非常折磨人，最终他决定在一家约会网站上注册账号并交友。这位大夫很快迷上了一个 40 多岁的英国离异女子。她破产了，有一个上大学的女儿。几个星期后，他们成了网友；又过了几个星期，他们成了异地恋人，更准确地说是互联网世界的忘年恋。你可能已经感觉不对劲了——真希望那位医生也有同感。

　　一天，那位女士惊慌失措地联系了内科医生。她说女儿在车祸中丧生，她没有钱支付葬礼的费用，也没钱偿还女儿的助学贷款，问医生能否转给她 45 000 美元，以解燃眉之急，因为她实在不知道还可以向谁求助。医生把这笔钱转给了她，自此就像打开了水龙头，这个女士的其他要求接踵而来。14 天后，那位女士需要 10 000 美元的新屋顶、75 000 美元的新奔驰（没错，奔驰车），最后是从伦敦飞到南加州的头等舱机票，这样她就可以在洛杉矶国际机场见到她的挚爱，当面谢谢他。医生满足了她所有的要求。他还准备好了豪华轿车、水晶香槟、鲜花和四季酒店的房间，但那位女士并没出现在机场，而且从此之后便杳无音信了。

　　这类故事总会发生在老年人身上。虽然没有准确的数字，但据估计，老年人每年大约被骗 30 亿美元。男性和女性同样容易受骗，成功的内科医生也无法幸免。这说明老年人更应该担心的是花光钱，而不是花光生命。

老年人之所以会成为骗子的目标，有一个明显的原因：单身的老年人往往拥有诱人的银行账户。隐形的原因则与老年人总关注积极的方面有关。年老时，你会变得更轻信，说得更直白点就是更容易上当。

大脑中有一个区域被称为脑岛，是藏在耳朵上方大脑里面的一小团神经元。你可以将它看作是个"能够发现你被骗了"的探测器。就像大脑中很多的区域一样，脑岛也具有其他子功能，如从评估风险到对背叛做出反应，再到产生厌恶感。它甚至有助于预测某个行为是否安全。随着变老，前脑岛（最接近眼睛的前部）对不值得信任的甚至有潜在威胁的情况变得不那么敏感了。科学家能够通过很多方法证明这种退化，包括在人们的脸上或假英国情人身上发现欺骗的能力。

这种脆弱性代表了一种重要行为的丧失，即知道自己什么时候出了错，尤其是与奖赏有关的事情。这是被称为奖赏预测的一整套行为的一部分。奖赏预测就是预测什么时候最有可能发生或最不可能发生奖赏。这种能力在年老时会降低 20% 以上，即奖赏预测的错误①增加了。老年人容易受骗，因为他们不仅变得不擅长预测奖赏，而且也不擅长评估风险了。

The truth of the brain

● 大脑真相 ●

老年时人的奖赏预测能力会降低 20% 以上，也就是老年人更容易轻信和受骗。

还有其他的坏消息。除了脑岛的能力发生退化之外，大脑中还有一个区域会随着年老而改变，我有时把它称为 AC/DC 网络，也叫"地狱公路"回

——————————

① 奖赏预测错误，指的是根据以前的经验，人们预测会发生奖赏，但结果并没有。

路^①。"地狱公路"回路是大脑深处一系列互相连接的回路，功能很强大，位置靠近脑岛。这个回路负责的事情很多，包括几乎所有的成瘾行为，故而得名。它们也和奖赏预测错误有关，并在"概率学习"中发挥着中介作用。随着变老，概率学习的技能会变得越来越糟糕。研究者认为脑岛和"地狱公路"这两个脑区是老年人变得容易上当受骗的原因所在。这就是为什么人们在照顾老人的时候需要采取特别的预防措施，衰老的脑岛和相关回路像破产的情人一样危险。

抑郁症：老年人的巨大威胁

"哦，他是个多么幸运的人。"我依然记得在车载收音机中听到这些歌词时的感受——起了一身鸡皮疙瘩。这首歌以一连串的键盘音结束，那是我当时听过的最奇怪的键盘音。不管是以前还是现在，我都不怎么听摇滚，但我对这支乐队的了解比较多。这是一个三人组合，乐队名更像一家法律事务所，而不像 20 世纪 70 年代著名的前卫摇滚乐队，叫作埃默森、雷克与帕玛。当发现他们也制作经典曲目的电子音乐时，我爱上了托卡塔曲。乐队中传奇键盘手基思·埃默森（Keith Emerson）技艺精湛，让我特别着迷。所以 2016 年听说 71 岁的埃默森自杀身亡时，我很难过。尽管多年来他一直与抑郁症抗争，但当手指神经受损威胁到他的事业时，他再也扛不住了。

就像埃默森用生命所阐释的，抑郁和自杀如影随形，抑郁症和老年也如影随形。这是"定律 2"中最灰暗的一面。它似乎和我目前探讨过的所有内容都背道而驰。接下来我将以相关文献中的两段内容来对此进行解释。

---

① Highway To Hell（地狱公路）的原唱为澳大利亚著名重金属摇滚乐队 AC/DC。——译者注

首先简单定义一下抑郁症。这很重要，因为人们经常把抑郁症和正常的悲伤相混淆。事实上，患有抑郁症的老人常常不觉得很悲伤。他们变得越来越不专注，愈发暴躁易怒、烦躁不安，让他们开心的事情日渐减少。我们还需要考虑到抑郁症的诱发因素，如健康问题、所爱的人去世、不间断的疼痛，这些对老年人来说都是司空见惯的。

较早的有关老年人抑郁症的文献这样写道："抑郁症不是老年正常的一部分……严重的抑郁症是不正常的，应该接受治疗。"后来又有文献指出："年老似乎是老年人口（80 岁以下）重要的抑郁症风险因素。"

将这些看似不同的观点进行整理之后，我们发现抑郁症取决于老人去医院的频率。对于比较健康的老年人来说，抑郁症不是典型问题。对于健康状况较差的老年人来说，情况就不同了。幸而研究者做了这样的区分，如果他们对所有人都一概而论，就会被误以为他们研究的是"自然衰退"，而不是"非自然的病情恶化"。

我们所知道的情况是：老年人遇到的健康挑战越多，患抑郁症的风险就越大。身体机能受损的类型是重要的影响因素，最重要的影响因素是慢性病。抑郁症的最大促成因素之一是失聪，另一个是失明。其他还有各种癌症、慢性肺病、中风和心脏病等。糖尿病和高血压对抑郁症的影响尚不明确。

老年人如果住在普通社区里，抑郁症的发生率就比较低，为 8%～15%。因病住院的老人或者被送入养老院的老人，抑郁症的发病率高达 40%。这是个大问题。由此可以得出结论：如果身体健康，年老时人们会感到更幸福。但是随着变老，健康状况自然会变差，相应的抑郁症的发生率会上升。

我们可以做点什么吗？答案是肯定的，但为了了解具体可以做哪些事情，我们必须先回顾一下大脑生物学，探究最快乐的生物化学物质，如果埃默森有更多这种物质该多好。

多巴胺：老年人的幸福之源

Brain Rules for Aging Well
大脑故事

"问题出在这。"1966 年一个寒冷的早晨，我爸爸手里拿着一个珠宝似的小玩意给我看，同时笑着说。那个小玩意看起来像身首异处的圣诞灯的螺纹头。"如果我们用它替换掉旧的那个，厨房就可以焕然一新了。"那天早晨的早些时候，10 岁的我在冰箱旁边，给一台便携式加热器插上电源，然后听到一声巨大的爆裂声。厨房立马停止了工作，灯不亮了，冰箱、烤炉、电动开罐器都罢工了。我被吓坏了，跑进爸爸的卧室，惊恐地说我弄坏了整个厨房。

"儿子，你只是烧了保险丝。"我爸爸边说边用手指拨弄着那个闪闪发光的电子装饰物——一个 15 安培的家用保险丝。我很吃惊。这么小小的一个东西怎么可能造成大规模的厨房破坏？这是我上的家用电路工作原理的第一课。爸爸取下旧的保险丝，换上了新的。厨房果然又有了各种电器工作的声音，活了过来。

这段关于电路的回忆可以解释大脑布线和启动回路的一些有用信息。"定律 2"中提到了很多行为改变：决策、寻求奖励、冒险、选择性记忆、抑郁。这些行为貌似和开罐器、冰箱没什么联系，但并非完全如此。科学家相信，大多数行为改变的生物学基础都源自一个回路的故障，就像我家厨房发生的情况。

这个回路当然不是由电线组成，也不会通过电做出反应，它由神经元组成，会对一种神经递质做出反应。这种神经递质非常出名，叫多巴胺。受多巴胺控制的神经回路被称为多巴胺能通路。大脑中大约有 8 个这种哄人开心的通路。

如果你曾看到过多巴胺分子，第一反应会是它怎么那么小。它是由一种氨基酸——酪氨酸经过改造而合成的。还记得高中生物学课上学过的氨基酸吗？它们是蛋白质天然的构建材料。一长串的氨基酸，有时能达到几百个，像火车车厢一样连在一起构成了蛋白质。多巴胺只是这些火车车厢中的一种。

你可能也知道酪氨酸，因为饮食中含有它。鸡蛋白、黄豆和海藻中含有大量的酪氨酸，大多数人每天都会吃它。不要被它的体量或平凡的出身骗了。多巴胺的作用巨大。如果多巴胺分泌得太少，你会患上帕金森病；如果多巴胺分泌得太多，你会患上精神分裂症；如果分泌的多巴胺不多也不少，你会感到愉悦，握笔的手不会抖，能够正常做决策。"定律 2"中提到的每一种行为多多少少都和多巴胺有关。一团"海藻"竟然有这样非凡的能力！

一种分子怎么能管这么多事？多巴胺是通过和一些受体结合来发挥作用的。这些受体只存在于某些神经元上，带有这些受体的神经元幸运儿会在多巴胺和受体结合时被激活，履行特定的功能。它就像你的本田车里的点火系统，插上钥匙，汽车启动了。把多巴胺插入神经元的受体上，神经元被激活了。把很多这样的神经元排成一列，就形成了可激活的回路。把 8 个左右这样的回路汇聚在一起，安放到大脑的中心，就形成了多巴胺能系统。

鉴于大脑中的神经元就像过剩的人口，所以多巴胺能系统包含的神经元数量相当少。只有某些区域含有多巴胺受体，这意味着只有某些脑区对多巴胺敏感。其中一个突出的脑区就是前文提到过的"地狱公路"回路。这个回路由两个对多巴胺敏感的脑区——腹侧被盖区和伏隔核组成，对多巴胺敏感的回路连接着这两个脑区。大多数毁人的化学物质成瘾是这个系统超速运转导致调节异常造成的。

事实证明多巴胺是个重要角色。我们来看一看它对老年人有多重要。衰老的显著特征之一是多巴胺能系统开始衰退。

大脑实验室
Brain Rules for Aging Well

有些实验让人难以接受，就像煎得太老的牛排，下面的实验就属于这种。研究者通过操纵老鼠的基因，让它们无法自己制造多巴胺。这样一来，等于判了它们的死刑。结果就是老鼠会饿死。即使把它们最喜欢的食物摆在眼前，比如巧克力蛋糕，它们也会趴在食物旁边干瞪眼，什么也不做，只等着死亡慢慢降临。幼鼠也是如此，如果不进行干预，缺乏多巴胺的幼鼠不会吃足够的奶以维持自己幼小的生命。它们有寻找食物和吃食的必要行为，但就是不愿意吃。通过人工方式让它们摄入多巴胺后，每只老鼠都恢复正常吃食了。关键是什么？没有多巴胺，生命很难维持。保守地说，有多巴胺的生活显然是更好的选择。

提到这个实验，是因为它关系到老年科学中的生物学发现之一：当人类变老时，多巴胺能系统的功能开始衰退。这种衰退对人类的影响可比仅仅改变吃的乐趣复杂多了。人类大脑有婴儿毯那么大的皮质，而实验室老鼠的皮质只有邮票那么大，这种差异可见一斑。

人类多巴胺能系统的衰退包含三个部分。第一，在某些脑区中，多巴胺的产生放缓了。这种改变在大脑中并不均衡。中脑的衰退比较小，而背外侧前额叶皮层所在的前额部位的衰退几乎是中脑的 3 倍。由此造成的影响在 65 岁之后尤其明显。第二，多巴胺受体开始消失。一种被称为 D2 的重要受体从 20 岁左右开始每 10 年减少 6% ～ 7%！第三，多巴胺能通路开始闪断，主要原因是细胞死亡。老年人通常会严重受损的一个脑区是黑质，它是脑内合成多巴胺的主要核团，和运动功能密切相关。它受损会导致帕金森病，这可以解释为什么帕金森病最重要的风险因素之一是年老。

老年人的这三种衰退可以解释我们在"定律 2"中探讨的所有行为，例如某些类型抑郁症的病因就是多巴胺能系统丧失了活力。这种抑郁症很常见，它有自己的名称——多巴胺缺乏型抑郁症，简称 DDD。

我们还知道多巴胺在指挥决策，尤其在奖励预测上发挥着中介作用，这是会随着年龄的增长而降低的技能。多巴胺还负责调节冒险的意愿，它也会随年龄的增长而降低。年老时我们从积极进取的提升动机转变为小心谨慎的预防动机，因此会出现与冒险有关的一系列奇怪的行为改变。

多巴胺的减少可以解释积极效应的不利方面，即容易上当受骗。我们知道多巴胺能的活性对注意网络影响很大，注意网络使我们倾向于选择一种刺激，而不选择另一种。这些网络中的大多数重要组成部分需要多巴胺来引导大脑的关注。其中包括脑岛（碰巧也与容易受骗有关），年轻时的脑岛布满了多巴胺受体。顺便提一下，功能失调的脑岛还和抑郁症有关。

那年老之后变得更有幸福感的老年人是怎么回事？多巴胺失调是否对此也有影响？答案是我们不知道。就像在此前介绍的，幸福数据存在细微的差异，尤其当考虑到比如疾病和抑郁症等其他因素时。这些研究主要针对的是健康的老年人，所谓"健康"很可能意味着拥有完好无损的多巴胺能通路。在这种情况下，科学家研究的只是某类人群。

也可能不是这样。我们将在"定律4"中讲到，大脑非常善于为它发生衰退的认知功能做出补偿行为。幸福数据可能代表了大脑在面对不可逆的多巴胺减少情况下所做出的奋力一搏，它拒绝不战而降。我认识的很多老年人在看到巧克力蛋糕时依然会很快活，开始找叉子。我就是其中一员。

越乐观，越长寿

当各个角落的科学家都在积极地研究多巴胺的减少以及对老年人的影响时，还有一些科学家跳过了生物学，直接开始临床研究。他们感兴趣的是，如果可以，他们能为患者做些什么。如果多巴胺减少和行为衰退密切相关，那么人工供给这种分子能否抑制衰退？研究表明，这个想法可能有些道理。

Brain Rules for Aging Well
大脑故事

这种方法最惊人的例子之一源自1973年出版的《睡人》（*Awakenings*）这本书，由著名神经学家萨克斯取材于真实故事撰写而成，后来被改编成电影《无语问苍天》。

这本书讲述的不是年老给患者造成的影响，而是感染即脑炎给患者造成的影响。这种病使大多数患者患上了紧张症，不得不坐轮椅，宛如活死人。当电影中由罗伯特·德尼罗（Robert De Niro）饰演的这样一位患者被注射了一种合成多巴胺后，仿佛注入他体内的是青春之泉。他突然从紧张症中醒来，开始微笑、走路、交谈，甚至想恋爱——多巴胺王子的吻让睡美人醒过来了。但是不能用真正的多巴胺，因为它不肯进入大脑。

这种合成的多巴胺被称为 L-DOPA，它是神经科学世界中的"生物化学皇室"，主要被用来治疗帕金森病，至少两个诺贝尔奖和它有关。研究发现它对退化的认知也有积极的作用——不是由疾病造成的退化，而是单纯年老造成的退化。

鉴于奖励预测能力会随年龄退化，通过摄入 L-DOPA，可以避免它的失势，改善复杂的认知过程，而且效果显著。在实验中，经过治疗的老年人的表现和未经治疗的控制组的年轻人没有差别。

L-DOPA 还使你倾向于看到生活中阳光的一面。它提升了所谓的乐观偏见，这是老年人容易出现的偏见。不过这项实验的对象不是看《雨中曲》（*Singing in the Rain*）的老年人，而是钟爱蛇鲨这样饱含刺激事物的年轻一代。因此实验设计者宣称："这项研究确实显示多巴胺的多少会影响健康者的乐观程度。这是一个杯子半满式的研究。"

对老年人来说，这是一个特别好的消息。乐观精神就像情感隔离带，可以抵御必死的命运造成的彻骨寒冷。因此，有积极乐观态度的老年人更长寿。

乐观地对待年老是什么意思？ 25 岁的年轻人如果忘了某人的名字，他们很少会想这是阿尔茨海默病的前兆。但是如果是老年人，记忆出了差错，他会担心是不是得了阿尔茨海默病。然后变得紧张，甚至抑郁。如果衰老道路上另一个路边景观也映入眼帘，比如耳聋、关节痛，你会变得更悲观。数据告诉我们，要远离悲观。泰然面对衰老、相信杯子依然半满的老年人比悲观的老年人平均多活 7.5 年。乐观对大脑具有显著的影响。乐观者海马的体积不像悲观者的那样缩小了很多。这是一个重要的发现。海马是海马形状的结构，位于耳朵后面，它参与各种认知功能，包括记忆。我猜想多巴胺的水平也受其影响，否则老年人会陷入自我实现预言的误区。

· 大脑真相 ·

The truth of the brain

总能看到事物的积极面的乐观老年人比悲观的老年人平均多活 7.5 年。

事实上，不使用药物也能变得乐观。

这就引出了一个重要的问题：你是否应该用药物来实现这种态度的转变？基于真实故事的电影《无语问苍天》对此可能具有指导意义。L-DOPA 效果是暂时的。德尼罗饰演的人物最终紧张症复发，就像他的所有病友那样。电影以一段非常悲伤的舞蹈结尾。尽管 L-DOPA 对患者非常有益，但就像所有其他的药物一样，它也有一些严重的副作用，比如幻觉和精神病。在脑炎的病例中，它的有效期不长。那么，是否有不需要药物也能保持乐观，或者是提升多巴胺水平的方法呢？是否有效果更持久、没有副作用的方法呢？令人高兴的是，答案是肯定的。所有方法都围绕着"要远离悲观"这句有着科学意义的话语而存在。

Brain Rules for Aging Well
大脑故事

奥普拉·温弗瑞（Oprah Winfrey）的童年是不快乐的。成名后她依然记得自己贫穷而艰难的童年，这使得她白手起家的故事更加可信。她曾说："我很感激富有带来的种种幸福，但它没有改变我是谁。我的脚依然站在地上，只是穿上了更好的鞋。"秉持着这种态度，奥普拉开始把幸福的事情写下来，并保持了 10 年记日记的习惯。科学证明她这样做是有益的。奥普拉可能知道：她对感恩的强调违背了一些认知神经学的观点，但符合积极心理学的思想。我要描述的研究来自塞利格曼，他曾经研究的方向是创伤和抑郁。

作为精神治疗师，塞利格曼看到了感恩的巨大力量，他设计出一些感恩练习，并通过了科学的检验。以下是两个著名的三步练习法，值得一试：

感恩拜访

- 找一个健在的、对你有重要意义的人。
- 给这个人写一封 300 字左右的信。描述他或她做了什么促使你写这封信，描述他或她的行为如何依然在影响着你的生活。
- 拿着这封信去拜访这个人。不中断地读给他或她听，然后聊一聊这件事。

塞利格曼发现，这样做可以像欢笑一样快速见效。通过幸福心理量表的测量，研究者发现写信的人在拜访他人一周后，幸福感大大提升。效果甚至可以保持一个月。

"好事"（又称"三件好事"）

- 回忆今天发生的三件好事。
- 把它们写下来，可以是小事如"我丈夫给我端来咖啡"，也可以是大事如"我侄子进入了理想的大学"。
- 除了把好事写下来之外，还要描述为什么会发生这些好事。在咖啡事件旁边，你可能会写"我丈夫爱我"。在大学事件旁边，你可能会写"我侄子学习非常刻苦"。

每天晚上这样做，坚持一周。

这个练习相当有效。它不仅能提升幸福指数，还能治疗抑郁症。这种提升需要较长时间才能观察到，大约一个月，但效果也更持久。在实验中，被试只练习了一周，但 6 个月后依然能测出幸福感的提升。

如果将这些感恩行为培养为习惯，它们的益处也会是长期的。马萨诸塞职业心理学院的德克·柯默乐（Dirk Kummerle）对此评论道："和没有接受干预的被试相比，感恩拜访和三件好事的练习不仅能减少抑郁症状，而且提供了对抗消极思维、培养幸福感的终身工具。"

这些练习就像结缔组织，连接着强有力的研究目标：搞明白什么能使人真正快乐幸福。塞利格曼把这门科学整理成为"幸福理论"（well-being theory），包括 5 种行为，其首字母缩写是 PERMA。对于任何年龄想获得真实幸福的人来说，它们都是处方，都是任务清单。对多巴胺能系统正遭到破坏的人，它们尤其有效。本书只提供了概要，建议你直接看塞利格曼的书

《持续的幸福》（*Flourish*）[1]。

> P：积极情绪（Positive emotion）
>
> 为了幸福，你必须经常感受到积极的情绪。把能够带给你真正快乐的事情列出来并付诸实践，让清单上的事情成为你生活的一部分。
>
> E：投入（Engagement）
>
> 全情投入对你非常有意义的活动，这时你就不会再时不时地查看手机。沉浸在爱好中就属于这种情况，看好电影、好书，从事体育运动，甚至上舞蹈课也是。
>
> R：人际关系（Relationships）
>
> 既然人际关系指的是积极的人际关系，那么可以把"定律1"纳入这条建议。
>
> M：意义（Meaning）
>
> 确立并追求能让你的人生充满意义的目标。对大多数人来说，这需要将他们的行为和比他们自身更宏大的目标联系起来，比如慈善。
>
> A：成就（Accomplishment）
>
> 设定具体的目标，尤其是需要你精通现在根本不会的事情，可以是身体上的，比如为跑马拉松进行训练，也可以是知识上的，比如学习法语。

在这些研究发现中，你可以看到很多奥普拉的生活经历，这就是我会

---

①《持续的幸福》是"塞利格曼幸福五部曲"之一，它一改传统心理学"如何减轻人们的痛苦"这一视角，而专注于帮助人们建立并维持幸福感，该书于 2012 年 11 月由湛庐策划、浙江人民出版社出版。——编者注

提到她的原因。现在她已经 60 多岁了，她所做的远远超出了"穿上更好的鞋"。

研究显示我们也应该这样做。

大脑定律的应用

- 老年人的临床幸福指数测试的分数通常比年轻人的高。
- 老年人会选择性地更关注周围发生的积极事件并更容易记住它们。
- 社会情绪选择理论是指，随着变老，人们会意识到生命有限并将人际关系看成是最重要的事，而且重视人际关系确实会让人更幸福。
- 出现耳聋等较多健康问题的老年人更易患抑郁症。
- 乐观地看待衰老对大脑具有显著的积极作用。

Brain Rules
for
Aging Well

10 PRINCIPLES FOR
STAYING VITAL, HAPPY, AND SHARP

第二部分
用思维训练
重塑大脑

测一测　关于让成熟的大脑自由，你了解多少？

3. 以下说法正确的是（　　）。

　　A. 阿尔茨海默病更偏爱男性

　　B. 觉得自己年轻，认知能力就会提高

　　C. 老年人感受到的压力通常比年轻人大

　　D. 压力对大脑的损伤程度和压力的大小有关，而与持续时间无关

4. 以下说法错误的是（　　）。

　　A. 随着年老，人们抗干扰的能力会越来越差

　　B. 工作记忆和情景记忆都会随着年老而衰退

　　C. 阅读和死亡率呈负相关，是一个科学谣言

　　D. 生产性参与比接受性参与更有助于锻炼大脑

定律 3
练习正念，避免过量压力带来的脑损伤

有人说我脾气不好，我没有意识到。但我又不会到处去戳孩子的眼睛，反正我也不是小孩子了。

——爱尔兰喜剧演员迪伦·莫兰（Dylan Moran）

担忧就像一把摇椅，它让你有事情做，但达不到任何目的。

——佚名

如果有"谁是最有趣的人"的比赛，我祖父一定会轻松获胜。拥有西班牙贵族口音的祖父偷渡来到北美洲时，尽管身无分文却头脑富足：他幽默，像梅塞塔高原（Meseta Central）的阳光般始终积极向上，还有学习语言的天赋。这些特点帮助他在食品行业找到了立足之地，并一路成长为底特律一家乡村俱乐部的副厨师长。他还开了自己的面包连锁店，让家人衣食无忧。我和妻子最后一次见到祖父，是在他去世的前一年，当时他已经100岁了。他围着旧围裙，快活地吹着口哨，在自己家的厨房忙活着，很快就做出了6个苹果派，展示出精湛的厨艺。在我看来，祖父不仅是世界上最有趣的人，还可能是最幸福的人。

大脑实验室
Brain Rules for Aging Well

人们可能认为老年人更容易为生活和生活中的改变而烦恼，也更容易为江河日下的健康、记忆和人际关系而感到焦虑，导致压力过大。然而研究者的发现正相反，调查显示老年人的压力比年轻人的小。2016年的报告显示，声称自己比前一年感到了更大压力的人群中，18～34岁的千禧一代占了约38%；1945—1960年出生的婴儿潮一代的数值降到了25%；而所谓的最伟大的一代，即婴儿潮一代的父母的数字则降到了18%，是所有群体中最低的。老年人不只是压力感较轻，他们也如同我们在"定律2"中看到的一样，幸福感也更强。除了耄耋老人，老年人对生活更满意，患抑郁症和焦虑症的概率也更低。

为什么会这样？原来，随着年龄的增长，老年人体内的应激激素已慢慢失调了。压力对老年大脑的作用就像氧气对锈迹斑斑的外壳的作用。然而老年人并没有这种感觉。为了理解其中的原因，我们需要更深入地探讨应激反应背后的生物化学过程，比如海马、内嗅皮质等名字古怪的脑区，比如中腹部肾脏上方的肾上腺，又比如恒温器。

接下来，我们主要说一说恒温器。

海马式微与应激系统失调

对应激反应作用的各种描述中，有一种相当令人愉快，即它能保证你能活到有性行为时。身体将各种激素、细胞、神经元加以组织构成复杂的连锁生物化学反馈系统，以追求人类长期的进化目标。

人类的应激反应尽管非常复杂，但你仍可以用简单的一句话来描述它们：当你感到压力时，会有大量激素产生并流入血液。最先产生的激素通常是肾上腺素和去甲肾上腺素。这对儿茶酚胺威力巨大，会刺激心血管系统，让你加速心跳，改变你的血压，给肌肉注入过量的氧气。这一系列的变化都是为了让你准备好熊口脱险。

这些变化自然要耗费大量能量，所以身体动员另一种叫作类固醇激素皮质醇的激素来帮助控制应激反应。皮质醇是肾上腺分泌的，肾上腺形状类似金字塔，位于肾脏上方。体内皮质醇水平升高表示人处在"战斗或逃跑"反应中。尽管有些丢脸，但人类在"战斗或逃跑"反应中多数时候会选择逃跑。毕竟，即使面对年幼的土狼，人类在体能上也处于劣势，于是我们成了更新世^① 最胆小的动物。

皮质醇会瞄准一个重要的作用对象：海马。它是一个海马形状的脑区，有一个著名的功能——学习，并管理着某些记忆的形成，比如"熊很危险"的记忆。在另一种情况下，比如熊的目标是浆果而不是你时，海马也可以帮助身体有效避免应激反应的过度消耗。换言之，在确定什么时候可以关闭耗能的皮质醇分泌的过程中，海马的参与意义重大。

这是一个典型的负反馈环。被称为皮质醇受体的蛋白质是反馈环中的介质，它像肉桂面包里的葡萄干一样分布在海马上。皮质醇一进入血液，其部分分子就会朝上冲向海马，和那里的皮质醇受体结合，就像钥匙插进了锁孔。于是海马意识到有威胁，警觉起来，准备好做出反应。

海马最重要的反应之一是，当威胁消除时关闭皮质醇分泌的龙头，停止肾上腺的活性。如果不能及时喊停，应激激素一旦停留时间过长，就会开始破坏它们的宿主，也包括大脑。难怪当皮质醇和受体结合时，海马最先提出的是一个不太友好的问题："我什么时候能让你滚蛋？"

如果海马没有正常发挥作用，皮质醇水平在威胁过去之后就依然会居高不下。这就是当人年老时将面临的皮质醇状况，因为海马失去了关闭这种激素的能力。

海马的力不从心使应激激素逐渐失衡，会产生各种各样的结果，这就是恒温器工作原理发挥作用的时候了。

---

① 更新世，地质学名词。又称洪积世，约260万年前至1万年前。这一时期绝大多数动植物属种与现代物种相似，人类也在此时出现。——编者注

我常居西雅图，这里的天气凉爽潮湿，即使在最热的 8 月也是如此。我亲戚住的休斯敦正相反，那里又潮又热，特别是 8 月。可以想象一下，夏天我来到休斯敦地区做演讲，却发现酒店房间里的恒温器坏掉了，更准确地说，是传感器坏掉了。它不断关掉制冷模式，试图给房间加热，以为北极气团一直盘踞在我的房间。结果房间热得像新鲜出炉的烤土豆一般。

众所周知，恒温器的运转应该是这样的：首先设定理想的温度，然后让传感器施展魔法。如果太热，传感器就自动启动制冷模式；如果太冷，传感器就自动启动制热模式。这个反馈系统通常包括一些小的金属条和汞元素。而我的故事里还要加入维修工。酒店立即叫来技师修理恒温器，凉爽的空气很快扑面而来。在接下来的几天，这个设备一直很规矩。

抛开金属条和汞不谈，人的应激系统具有与恒温器类似的反馈行为。它也有设定值，尽管不像机器设定温度那么固定。刚睡醒时，可能因为早餐时段到处都是捕食者——想想我们的祖先所在的危机四伏的非洲草原，所以人的皮质醇水平一般比较高。如果平安无事，皮质醇会在一天的时间里逐渐耗尽。这可不是微不足道的改变。在风平浪静的日子里，晚上皮质醇的水平会比早上减少 85%。

这个动态系统的存在只为了应对一种压力：短期压力。这是符合进化理论的。就像你和灰熊相遇，要么灰熊吃了你，要么你跑掉了，所有这一切几分钟就结束了。这种状况就是短期压力爆发，精准调节的应激反应只适用于此。

问题是在现代社会，夫妻失和、工作不顺等造成的压力有可能持续若干年之久，这就相当于有一头灰熊一直跟着你。长期地暴露在压力中会导致严重的抑郁症和焦虑症，这是大脑多个系统的崩溃。

我们可以把这个过程用倒 U 形来描述。一开始，应激反应提升了身体和大脑的功能，图形左侧部分向上爬升，只要应激源持续的时间不太长，图形就会达到巅峰。如果压力超过了它可以停留的时间，最优状态就转变成伤害，开始沿右侧的曲线下滑。长此以往，即使面对正常的短期压力，应激反应也会调节异常。

还有另外一种导致压力停留时间过长的情况：你活得比应激系统设计的使用期限长。人的应激系统不是为 30 岁以上的身体设计的，所以压力调节异常成为衰老过程中的常规变化，而且非常显著。这种压力调节异常表现在三个方面。

首先，与节奏有关。40 岁左右，皮质醇的基线水平开始上升。它不再遵循早晨高、晚上低的规律，而是开始像爬坡一样向上倾斜。身体开始出现应激激素持续偏高造成的损伤，后面会有详细的解释。

其次是你对威胁的反应没那么快了，或者没那么强有力了。以心血管系统对两种儿茶酚胺的反应为例。随着日渐衰老，从心率到血压，你的应激反应都不像年轻时那么剧烈了。你分泌的激素还和以前一样多，只是反应大不如前了。更糟糕的是，一旦警报响起，你的身体仍会做出反应，但却需要更长的时间才能让引擎加速。

最后，当反应结束时，你不能很快平静下来。随着年岁渐长，应激激素在威胁消除后很难恢复到基线水平，就像老年的身体在说："你费了九牛二虎之力才提升了应激反应，这么快就让它们恢复，太奇怪了吧！"这听起来像不像恒温器的问题？老年人的应激反应像不像酒店房间里不听话的空调？为了更好地说明，接下来聊聊我们家最喜欢的假日电影《圣诞故事》（*A Christmas Story*）中的一个场景，其中也有一个不听话的温度控制系统。

老年人的应激反应：有好有坏

在这个戏剧化的场景中，老帕克大叫道："哎呀，哎呀，炉渣！"他看到黑烟从地下室炉算中冒出来，飘进 20 世纪 30 年代建造的起居室。"它坏掉了，那个蠢炉子，真该死！"他大步冲下楼，和造反的加热系统展开战斗。"看在上帝的分儿上，能不能把风门打开？"他空洞的声音从都市的地下传来，"谁又把它关小了？"

风门是烟道里的一块活板。打开它，熊熊燃烧的炉火产生的烟就会被吸到室外；关闭它，可以阻止外面的冷空气进入室内。它可以控制燃料获得氧气的多少，可以将其看作简易的人力恒温器。电影里，风门坏了，老帕克的语言变得丰富多彩起来。后来他修好了风门，一家人重新拥有了温暖，唯一美中不足的是，他们不得不忍受老帕克的脏话。欢快的画外音响起："在激烈的战斗中，爸爸骂人的话可以织成一张挂毯，始终挂在密歇根湖的上空。"多么有趣的场景，也很说明问题。它不仅能帮我分析这位老年人行为背后的压力，其中不可靠的人力恒温器还可以解释人年老后可能会发生的情况。

我们先来说说消极的方面。皮质醇这类激素长期留在血液中，就像房间里灌入的黑烟一样，可能会破坏身体的各项功能。很多的研究结果令人担忧：过量皮质醇导致各个年龄段的人所患的疾病，如糖尿病、骨质疏松症、各种心血管疾病等，出现在了几乎所有老年人的身上。由于老年人体内的皮质醇水平会随年龄升高，很多研究者认为其与疾病存在着直接的联系。我也赞同这个观点。

皮质醇还会破坏特定的脑区，首当其冲的就是调节记忆的海马。这个脑区对我们的生存非常重要，稍微受损就影响颇大。对人类来说，在塞伦盖蒂[①]平原上形成压力和记忆之间的关系至关重要：回忆起应激源和知道要回避它其实是同一种能力。只要压力持续的时间不太长，海马就能学会宝贵的生存经验，并告诉我们。这就与倒 U 形曲线向上的斜坡相符。

无论是长期的压力状态，还是因为过了而立之年，只要压力长期存在，海马就开始酝酿着自我毁灭。毕竟，应激反应只能针对短期压力做出精确的调整。太多的皮质醇长期停留，会耗损海马的组织，导致海马萎缩。一些神经元死了，表明过量的压力已经造成了脑损伤。而那些活着的神经元，有些会丧失和其他神经元之间的连接，有些则无法对外部信号做出反应。最严重的是之前提到过的一个问题：威胁消失后，海马越来越难让升高的皮质醇水平恢复正常，而皮质醇水平居高不下的直接结果是恒温器的灵敏度越来越低了。最终结果是什么？越多的皮质醇过量意味着越多的损伤，越多的损伤意味着越多的皮质醇……如此循环往复，结果可想而知。年岁渐长，人的大脑会像《圣诞故事》里的风门一样，功能失调。这就是倒 U 形曲线向下的斜坡。

这样的危害会有什么表现呢？你会发现自己变得暴躁易怒、对事情失去兴趣，或者开始出现一种不寻常的失忆，又或者你什么感觉都没有。多希望可以告诉你，什么样的征兆说明你的压力已经大到会造成大脑损伤了，但我做不到。研究者发现了一种具有复原力的基因。也许你就具有这些基因，当大脑意识到损害时会自行修复。但这种变化很难与具体的行为联系起来。

[①] 塞伦盖蒂，非洲坦桑尼亚西北部至肯尼亚南部的地区，这里以丰富的大型捕食者闻名，而且发现了一些最古老的人类化石。作者以此借指人类早期残酷的生存环境。——编者注

皮质醇攻击的另一个主要目标是前额叶，它是与组织规划、工作记忆、人格发展有关的重要脑区。长期处于压力中，前额叶各层中锥体细胞的树突、树突棘，及其二者之间的连接均会被破坏，而且规模巨大。有实验显示，皮质醇过量会导致前额叶的突触连接丧失 40%。具体来说，就是会损害工作记忆，影响人格保持之类的"更高级的功能"。

还有更糟糕的。主管基本情感的杏仁核就像被用镣铐拴住的野兽，和状况良好、功能强大的前额叶拴在一起。随着前额叶的逐渐衰弱，大脑处于"战斗或逃跑"反应状态中的时间会越来越长。情绪似乎失去了控制。这是因为杏仁核和相关的脑区没有遭到像前额叶或海马那样的损害。不仅如此，因为长期的压力，杏仁核好像变得更大了，内部结构也变得更复杂了。因此，社交活动和压力——无论是先天的还是后天的，都会使杏仁核变大。我们不清楚压力导致的杏仁核变大是好事还是坏事，以及它对行为会有什么影响。

接下来该说说积极的方面了。

正如"定律 3"开篇提到的，老年人感受到的压力通常没有年轻人那么大。为什么会这样呢？以下是一些猜测。

研究显示，当给老年人看一些令人不安的照片时，他们的杏仁核不会像年轻人的那样反应过度。这说明老年人不像年轻人那样关注负面信息，也不太记得负面信息的细节。会有这种变化，一种可能是因为杏仁核的改变，使环境中的刺激不会再让老年人心烦意乱；就算应激激素水平很高也是一样。因此会出现"定律 2"中我们探讨的幸福感提升的情况。

　　还有一种可能是大脑启动了自适应能力。大脑感知到年龄渐长带来的内部改变后，有时它会试着加以矫正。在探讨记忆时，一个有力的例证就是大脑对记忆丧失的应对。就压力而言，大脑可能发现了与年龄有关的应激激素的改变，所以采取了特定的补偿措施。这就如同老帕克让《圣诞故事》中的炉子运转起来，并在影片接下来的故事中一直运行良好。

　　研究还显示，压力大的老年人对待衰老的态度会改变他们大脑老化的方式。这里与一个概念有关："年龄认同"，即相较于你的实际年龄，你对自己有多老的主观看法。在认知测试中，年龄认同积极的人比年龄认同消极的人表现得好。尤其是如果年龄认同比实际年龄年轻 12 岁，认知分数就会有显著提高。81 岁高龄依然在写作的著名作家加西亚·马尔克斯曾说："年龄不取决于你的实际岁数，而取决于你的心理状态。"没想到这句话竟得到了神经科学的证实。

　　还有许多关于老年人应激反应的好消息陆续被发现。我们之前探讨过皮质醇造成海马受损的情况，但这种损害不是永久的，因为海马能够用祖细胞造出新的神经组织。这个过程被称为神经发生，也就是"创造神经元"，新的神经元能够改善记忆。在"定律 7"中，我们会更详细地探讨如何协助这个过程。尽管皮质醇会损害海马，但大脑是有能力还击的，在任何年龄它都能奋力一搏。

性别也是影响因素

　　关于压力，还有最后一个重要的问题，让我们看看加拿大和美国研究者的联合实验。

大脑实验室
Brain Rules for Aging Well

科学家研究了哺乳动物的应激反应，确切地说是老鼠（大鼠和小鼠）的焦虑和痛苦。做这种研究的人都知道，即使控制了所有可能的变量，得到的也往往是各种应激反应，而很难由实验数据获得明确的模式。在此基础上，研究者发现了一个令人既欣喜又不安的因素。

实验室通常不会考虑的一个变量是实验者的性别，个别研究者决定控制这个变量，并获得了重大的、让人不安的发现：两种性别的老鼠都会觉察房间里研究者的性别，并据此做出不同的应激反应。

你没有看错。老鼠会根据研究者的性别做出不同的反应：它们对男性的反应不太好。如果实验者是男性，动物的应激反应大约会比基线水平高 40%；如果实验者是女性，动物的应激反应会低于基线水平。进一步的研究证实，老鼠对人类腋下的汗液有反应，因为女性和男性汗液的化学构成不同。

面对这一结果，人们的反应是既震惊又喜忧参半。在行为研究中，研究者通常不会考虑性别因素。但是这个实验清楚地表明他们不仅应该考虑，甚至应该考虑实验者的性别。鉴于此，研究界重新校准了很多与压力有关的研究。老年男性和老年女性对压力的反应是否存在差异，自然也成为值得思考的问题。这一研究领域还很新，暂时看来结论是存在差异的。这其中有三个值得关注的发现。

第一个发现与海马的体积相关。一般认为随着年龄的增长，海马会逐渐缩小。把性别因素考虑进去，差异就显现出来了。虽然海马都会随着衰老而缩小，但男性海马积的缩小与年龄的相关度是女性的 4 倍。这是否会转化为行为的差异尚未可知，所以社会应该更多地资助这类研究。

第二个发现与对环境压力的反应有关。在受控的实验室条件下，研究者用应激源对大脑进行"挑战"，获得了这些发现：当论及幸福感和认知能力时，皮质醇水平升高对老年女性的负面影响大于老年男性。这些研究者提供的"挑战"有心理的，如观看一些令人不适的新闻视频，也有生物化学的，如服用引发压力的药物。老年男性当然也会对这些"挑战"做出反应，但女性的反应程度是男性的 3 倍，这可能与雌激素有关。绝经后女性的 HPA[①]轴，即与皮质醇相关的应激系统，比绝经前女性的更敏感。

第三个发现与老年人易患的痴呆症有关。痴呆症会不加区分地袭击老年人的大脑，但它更"偏爱"女性的大脑。阿尔茨海默病就是一个典型的例子。阿尔茨海默病协会（Alzheimer's Association）的数据显示，美国 2/3 的确诊病例是女性。71 岁以上的女性中大约有 16% 的人患病，而同年龄段的男性患病的比例为 11%。

为什么痴呆症偏爱女性？我们一直认为是由于女性的寿命比男性长，年龄越大患包括阿尔茨海默病在内的痴呆症的概率就越高。现在看来并非如此。这种差异似乎存在性别上，甚至是遗传上的原因，罪魁祸首可能依然和雌激素有关。研究者推测：在某些情况下，雌激素会建起强大的防火墙，以抵御阿尔茨海默病的致病物质；雌激素消失后，防火墙就坍塌了。在"定律6"中我们会更详细地探讨这些问题。

---

① HPA，下视丘 - 垂体 - 肾上腺英文首字母的缩写。

现在我们可以转向更积极的主题：一种对男性和女性同样很有效的行为干预。

"关注我的前额"

戴着眼镜的乔·卡巴金（Jon Kabat-Zinn）语调轻柔，平静而谨慎，带有一点纽约口音，身材瘦弱，看起来更像一名会计，而不是能发起国际性运动的人。但他确实是个影响广泛的人。大学时，他在麻省理工学院师从著名的微生物学家萨尔瓦多·卢里亚（Salvador Luria），获得了分子生物学博士学位。他同时积极参与反战运动，极力反对麻省理工学院接受军事研究经费。现在他是马萨诸塞州大学医学系的荣誉退休教授。

在麻省理工学院期间，卡巴金开始研究佛教和瑜伽，并逐渐认识到现代医学——从研究到临床，缺失了一些人类体验中重要的东西。他将冥想和自己的学识结合起来，发展出一系列基于正念的减压技术。毫不夸张地说，卡巴金的观点变革了身心医学领域，为其奠定了坚实的科学根基。

卡巴金的技术是最有效的抗应激疗法之一，被证明对老年人也有效。所以我把它作为减压方法的压轴戏来推荐。只要是适当类型的正念，我都强烈建议你每天练习。

如果最后一句话听起来像警告，那你没听错。近年来，正念成了流行文化的宠儿，甚至登上了《时代周刊》的封面，这使它面临被削弱和被曲解的危险。在亚马逊网站上搜索"正念"一词，会出现 1 000 多本有关正念的书，甚至还有狗狗的正念！

如果想练习基于正念的减压方法，看一看有科学依据的练习指导，会是个不错的开端。

我们还是从基本概念开始吧。简单来说，正念是一系列冥想练习，让你温柔地、不做评判地关注当下，不念过去，不畏将来。用卡巴金的话来说就是："正念意味着以特定的方式、有目的地关注当下，不做评判。"

练习包括两个主要的组成部分。第一个是当下的觉知。正念让你关注当下发生的事情的细节，排除其他一切干扰。关注从身体开始。最初通常是关注呼吸；关注某个身体部位，比如左脚的感觉；关注葡萄干含在嘴里时的感觉也是很流行的练习。有些冥想练习要求你放空大脑，而正念的做法正相反，要求你用关注的事情填满它。

第二个组成部分是接纳。正念要求你关注当下的体验，而不去评判它们。这种方法让你审视你的生活，但不和它争执。这意味着不用试图改变某些想法、情绪或感觉，甚至任由它们存在。在当下，它们就是它们。在研究领域，每种正念的定义中，对当下的觉知和接纳都是两个重要因素。我们也将使用相同的定义。

正念冥想听着很简单，但做起来并不容易。新学员往往很容易走神。老师让学员做呼吸练习，然后把注意力集中在自己的前额上，学员的脑子里则可能会出现以下想法：

> 好吧，关注我的前额——关注我的前额。你好前额。等一等，我还没倒垃圾。老公为什么没倒垃圾？我看起来是不是——哦，不，关注我的前额，我的前额。吸气。我在关注我的前额。我的肚子在叫。有人听到了吗？真尴尬！饿了。昨天的三文鱼真好，可惜我不小心倒上了黄油沙司。我为什么总犯这种错？对了，不要批

评。重新关注我的前额。呼气，慢慢地呼气。真高兴前额的疼痛消失了。真希望老板也消失。那就是我头疼的原因吗？她真小气……哎呀，我的前额在哪儿？不要自责。回到……

这让我想起一张海报，上面一个安详的女人在练习冥想，她说："来吧，内在的平和，我不会有该死的一天！"

忙碌的生活自然不会给我们带来正念，但如果坚持练习，正念会对大脑产生积极的影响。这些积极的影响表现在两个方面：情绪调节，尤其是管理压力的能力；认知，尤其是专注的能力。

说白了，正念让人平静然后带来不同的结果。例如，练习正念的老年人比不练习的老年人睡得好，可能是因为练习正念降低了皮质醇水平。练习正念的老人抑郁和焦虑程度明显较轻，他们说自己不会翻来覆去地想不好的事情。练习正念的人还很少感到孤独，他们甚至声称日常生活中快乐的数量和质量都有很大改善。

虽然没有直接数据证明，但一些研究者还是相信正念有助于延长寿命。这不是毫无根据的猜测。一些研究显示，正念练习对免疫系统和心血管系统都产生了影响。练习正念的老年人较少患传染病，且心血管健康指标比不练习的老年人分数高出 86%。鉴于免疫功能障碍、心脏病、高血压和抑郁症都与早亡相关，所以这些研究者的猜测可能是对的。

正念对认知也有积极的影响，其中专注力的提升最为显著。一篇评论文章曾说："练习正念冥想之后，注意力显著提升了，如减少了对刺激的过度选择，注意力持续的时间延长了，注意瞬脱明显缩短了。也有证据显示，冥想能改善整体的认知和执行功能。"

这些结论相当乐观，其中一点需加以特别说明。注意瞬脱指的是大脑在转换任务时出现的意识滞后。转换任务一般需要花费约 500 毫秒，可谓是一眨眼的工夫。随着年岁渐长，转换任务需要花费的时间会变长，即注意瞬脱变长了。接受过正念训练的老年人注意瞬脱与同龄人相比会改善 30%。换句话说，他们的注意瞬脱会和 20 多岁的年轻人差不多。

正念改变了老年人注意力资源的分配，使大脑的运行变得更高效了。后面我们会讲到，年老的大脑协调感觉信息的能力也会显著下降。正念对此同样很有帮助。

· 大脑真相 ·

The truth of the brain

练习正念能提高睡眠质量、降低抑郁和焦虑水平、延长寿命、提升认知能力乃至重塑大脑。

除了注意力，正念在认知能力中的视觉空间加工能力、工作记忆、认知的灵活性和语言流畅性改善等方面都发挥了积极的作用。觉知和接纳这两个概念能重塑行为，也能重塑大脑。为了理解正念的这些机制，我们以 NBA 的传奇教练"禅师"菲尔·杰克逊（Phil Jackson）为例加以说明，他在晚年取得了很大的成功。

正念的神经学原理

杰克逊是 NBA 前教练，带领芝加哥公牛队夺得了 6 次 NBA 总冠军，带领洛杉矶湖人队夺得了 3 次 NBA 总冠军。他可能是美国最著名的正念爱好者，还专门写了一本名叫《神圣篮圈》（*Sacred Hoops*）的书来倡导正念，其遣词用句好像直接来自卡巴金的脚本："篮球运动就像生活，真正的快乐来自活在当下——不只是在事情进展顺利时。"一些话虽也与冥想有关，但语义模糊："人生不像篮球那么简单，篮球也不像篮球那么简单。"还有像进攻篮板球一样务实的话："如果你在街道上遇到佛陀，传球给他！"杰克逊曾多次被邀请复出，他也已经复出了好几次。2014 年，68 岁的杰克逊以6 000 万美元的薪酬出任纽约尼克斯队的总裁。虽然这次合作不太成功，到2017 年就终止了，但他依然被评为 NBA 历史上最成功的教练之一。杰克逊把成功归因于他对运动员头脑的高度重视。

研究者应该会对这一说法表示赞同。很多实验室研究了正念训练背后的神经学机制，也包括运动员的神经学机制，以确定正念对减轻压力、增加专注力有什么作用。或许你会猜皮质醇是最受欢迎的研究目标，没错。皮质醇水平低在一定程度上说明压力较小，但这不是全部。研究者复制这些皮质醇数据的关键部分，得到了不同的结果。所以他们转向了其他研究目标，假设正念改变了杏仁核。这次又对了。

还记得杏仁核吗，那比倒刺还小的情绪动力源？在面对令人痛苦的环境刺激，比如血淋淋的恐怖片时，练习正念的人和没有练习正念的控制组相比，前者杏仁核的活性比较低。在静息状态时，正念练习者的基础水平更低，这说明经常练习正念能让人心如止水。我们已经清楚了正念对行为的影响，下一步便是了解产生这种影响背后的分子机制，于是研究者开始积极探索皮质醇调节、杏仁核改变与压力减轻之间有怎样的关系。

情绪之外，研究者特别关注的还有注意力：正念对改善注意力有什么作用？一些显著的成果与一个叫前扣带回的脑区的研究有关。前扣带回的英文首字母缩写为 ACC，听起来像体育联盟。前扣带回，其实是一个中等大小的神经亚结构，位于前额后几厘米处，在眼睛的上方。它具有很多功能，包括保持注意的状态，维持进行执行控制的脑力小工具的正常运行，还参与侦查错误和解决问题。为了履行职能，前扣带回要运用大脑中的埃科诺莫神经元（Von Economo neurons）——它现在更常用的是"梭形细胞"这样一个无趣的名字。世界上最聪明的动物体内才存在这种细胞，比如大象、大猩猩、某些鲸鱼，当然还有人类。

正念对注意力的提升就是通过不断激化这些自作聪明的脑区，包括梭形细胞实现的。和不练习正念的人相比，练习者的这些脑区被激活的程度更高，即使在休息的时候，这些脑区依然会保持较高程度的激活状态，从而影响大脑的结构。长期练习正念的人，这些脑区的神经元会被更多的白质包裹。还记得吗？我们在引言中说过白质是非常棒的神经绝缘体。有这些髓鞘的帮助，神经元能够更有效地传递电信号。很可能正念通过对前扣带回特定的"开关"部分做了强化和重新布局，从而实现了对大脑的影响。

前扣带回又是如何和杏仁核、皮质醇的水平相互配合的呢？一些实验室致力于描绘正念背后的运行图，但大多数尝试都指向同一个事实：这绝非一朝一夕能完成的。换个角度来看，这是个好消息，因为有很多前沿问题等待研究者攻克，像我这样的人即使过了退休年龄，依然会有工作。

就像杰克逊，只是我不会有那 6 000 万美元。

越持续，越持久

这是一个悲伤的故事。它有点像一个和正念，和"定律 1"中提出的要有很多朋友的建议以及本书中的其他建议都有关的实际案例。

Brain Rules for Aging Well
大脑故事

《献给阿尔吉侬的花束》（*Flowers for Algernon*）是一部科幻小说，我小时候读过，一直印象深刻。该书讲述了一只名叫阿尔吉侬的老鼠和一个名叫查理的清洁工的故事。这只老鼠具有鼠类正常的智力水平，而查理的智商只有 68。老鼠和查理都被选中接受一种能让他们变聪明的手术。手术很有效。阿尔吉侬顺利突破了实验室测定的智力标准，查理的智商也飙升到 180 以上。

然而过了一段时间，人们发现智商的提升只是暂时的。老鼠的情况首先恶化，然后死掉了。它被放入小小的棺材，埋在查理的后院。查理的大脑不久也开始衰退，逐渐退回手术前的水平。查理忘记了很多事，却记得自己曾经很聪明。他最后的请求是希望人们能买些鲜花放到阿尔吉侬的坟墓上。这个故事令人动容，赚足了眼泪。

我为什么会提起这个令人沮丧的故事呢？我在本书中试图探讨这样一个问题：如果改变某些生活方式，很大概率你的晚年会过得更顺遂。注意我的表述：改变生活方式。不像是会用创可贴应急的那种会自己长好的伤口，衰老这个伤口永远都无法自愈。那意味着你做出的生活方式的改变也应该持续下去。

大脑实验室
Brain Rules for Aging Well

相关的证据来自一项研究，该研究中学生每周去看望一次养老院的老人。老人被分为四组。第一组由学生确定每周看望老人的时间；第二组由老人选择接受看望的时间；第三组老人接受随机的看望：他们不知道学生什么时候来，只知道平均每周一次；第四组老人不接受学生的看望。在整个过程中，研究者对老人的心理和身体进行评估。

从"定律1"可以推测，无论是情绪、健康还是认知等方面，有社交互动的老人会比没有社交的老人表现得更好。

一开始确实是这样，但是后来，故事变得非常令人难过，就像《献给阿尔吉侬的花束》那样。学生的看望结束后，研究者继续评估老人的情况。定期接受看望的老人一段时间后情况开始恶化，比从来没人看望的老人还要糟糕，甚至比实验开始前测量的基线水平都糟糕得多。如果学生的看望持续下去，老人就会变得更聪明、更健康、更快乐；但是看望一旦停止，他们大脑的功能就会倒退到比实验前更低的水平。

有人得出这样的结论：或许从来就没有额外的社交比较好。换个角度则会有不同的结论：确保社交成为老年人日常生活中不可或缺的部分——这就是我所说的"改变生活方式"。如果年老时没有稳定的社交或者不练习正念冥想，后果可能不堪设想。反之，如果你这样做了，结果则可能是令人欣欣鼓舞的。

大脑定律的应用

- 从生物学上看，压力的产生是为了躲避危险。威胁通常是暂时的，所以压力持续的时间不能太长，否则就会对大脑造成损伤。

- 努力保持积极的心态。你觉得自己年轻，你的认知能力就会提高。

- 练习正念冥想，它要求你的大脑关注当下，不念过去，不畏将来。正念能减轻压力，提升认知能力。

- 如果你想在年老时享受生活方式改变带来的好处——包括身体和认知上的好处，就必须持之以恒，使这种改变成为日常生活的一部分。

定律 4
学一项新的技能或教别人知识

上帝给了我们记忆，所以 12 月仍有玫瑰。①

——詹姆斯·巴里（James M. Barrie）

不仅我的短期记忆很糟糕，我的短期记忆的记忆也很糟糕。

——佚名

---

① 意指在困境中，人们也能用记忆中的美好事物重振精神，由此可知记忆的重要作用。——编者注

Brain Rules for Aging Well
大脑故事

如果给下面这个真实的故事拟个标题，应该是"了不起的妻子来救驾"。

在西雅图的一个招待会上，我被引荐给一位非常有魅力的同行，我们很快就聊得热火朝天。我妻子在和一位朋友聊完后，向我走过来。我知道一会儿应该把新认识的同行介绍给她，但又立马意识到一个尴尬的事实：我忘了新朋友的名字。妻子走过来扫了我一眼，发现我的社交记忆像是被树胶黏住了，于是她先伸出手，主动介绍自己。那位绅士自然也做了自我介绍。看到了吧？了不起的妻子来救驾。

随着年龄的增长，这种健忘会变成常事。喜剧演员乔治·伯恩斯（George Burns）经常拿老人的糗事开玩笑，在一次表演中他讲了一个关于健忘的著名段子："你先忘了名字，然后忘了长相，接下来忘了把裤链拉上，最后忘了把裤链拉下来！"

伯恩斯的伶牙俐齿是人老后记忆系统依然充满活力的绝佳例证。这和"了不起的妻子来救驾"式的健忘截然不同！我们的大脑具有多个记忆系统，它们老化的速度各不相同。那么我们应该警惕哪些改变？可以忽略哪些改变？对于开始老化的记忆系统，我们可以做些什么来补救呢？

我们将在接下来探讨这些问题。首先来说一说随着年岁渐长，我们的记忆会发生什么变化。小心，下面会有许多颠覆认知的内容哦！

大脑拥有多个记忆系统

认为大脑中存在一个独立的记忆系统，就好像相信前额中嵌着一个硬盘一样，显然是错误的。事实上，大脑中有多个记忆系统，类似一台拥有二三十个独立硬盘的酷炫笔记本电脑。不同的系统负责加工特定类型的记忆，且各自包含以半独立方式运转的神经回路。举个例子，你记得在高中手工艺课上学习如何使用车床时，你的朋友杰克被割伤了。操作车床的记忆属于运动记忆。记得被割伤的人是杰克不是布莱恩，使用的是陈述性记忆。记忆你在某个时间、地点（上午的手工艺课），看着一些人（你和杰克）发生了这件事，使用的又是情景记忆。

这些记忆系统持续地交流、整合并更新它们在几分之一秒内的发现。它们是如何运作的，我们并不清楚。但可以肯定的是，记忆系统比带有重放键的磁带录音机复杂得多。更复杂的是，我们既有短时记忆，也有长时记忆。为了便于理解，除非特别说明，接下来，我们重点探讨的是长时记忆的各种类型。

The truth of the brain

· 大脑真相 ·

大脑的记忆系统就像是有二三十个独立硬盘的笔记本电脑，每块硬盘负责特定类型的记忆。

鉴于科学家对记忆的了解有限，任何试图概括记忆结构的总体框架都存在重大的理论缺陷。接下来将要介绍的是我喜欢的一个框架，它在加工特定类型的信息时，会通过有意识或无意识地激发功能来组织记忆。

一个与有意识检索相关的系统被称为陈述性记忆，对象是那些容易被陈述出来的记忆。陈述性记忆由两部分构成：语义记忆，使你能记住效忠誓言；情景记忆，使你能记住《梦幻岛》(Gilligan's Island) 的故事内容。那么有意识的检索是什么？假设我问你多大了，你回答："不关你事！"你知道自己的年龄，这是你有意识地回想起来的。你愤愤不平地用感叹句回答了我的问题，同样是有意识的。

有些习得的技能可以在无意识的情况下被检索出来，比如开车。你会有意识地从长时记忆中检索，然后小声对自己说"现在打开车门，坐进驾驶座，用大拇指和食指拿起钥匙并插入钥匙孔中，顺时针旋转 30 度，等着引擎发动"吗？当然不会，你只是坐进驾驶位，发动汽车，动作一气呵成无须思考。这种记忆被称为程序记忆。程序记忆和陈述性记忆的重要区别之一就在于是否有自觉意识。

必须明确的一点是：无论是否有意识，所有的记忆系统都是通过学习形成的。你不是生来就会被粗鲁的问题惹恼，就像你不是天生会开车一样。只是在学习的过程中，参与的脑区是不同的。科学家在描述这种差异时，会用严肃的口吻强调："记忆不是一元化的现象。"

不同记忆系统老化的进程也不一致。之前提到的喜剧演员伯恩斯就是个很好的例子。1992 年，他和拉斯维加斯的酒店签署了表演脱口秀的终身协议。

没错，他当时 96 岁。

语义记忆与程序记忆：越老越聪明

Brain Rules for Aging Well
大脑故事

伯恩斯曾戏谑地说："你停下来系鞋带，蹲下之后却想不起来自己要干什么，这时你知道自己老了。"他也曾拿自己每天抽 15 根烟的习惯开玩笑："在我这个年纪，手里必须抓着点什么。"

"我想和我这个年龄的女人约会，"他还说，"但没有这样的女人。"他被邀请饰演《噢，上帝！》（*Oh, God!*）系列电影中的上帝，当被问及导演为什么选他饰演这个角色时，伯恩斯开玩笑道："我是年龄上最接近他的人。"他在 80 岁时获得了奥斯卡金像奖。凯撒宫酒店（Caesars Palace）的经理相信他的生命力，和这位有趣的 96 岁老人签订合同，只为获得他 100 岁生日演出的转播权。为什么他的喜剧直觉在这个年纪依然那么强？

语义记忆，是一种对事实的记忆，不会随年龄的增长而衰退。相反，它以个人的词汇量为基础，会随着年龄的增长而增长。20 多岁时你在相关测试中能得 25 分，快 70 岁时，你的分数会超过 27 分。听起来没增加多少，但增长本身就已经是意料之外了，毕竟人们通常认为老年人的记忆力会不断减退。然而研究者观察到的结果证实了这一增长。

程序记忆属于无意识的运动记忆，也不会随着变老而衰退，而是会保持稳定，甚至有些研究显示其有略微的改善。例如，在实验中，研究者把一项视觉运动教给年轻人和老年人，两年后测试他们的记忆表现。运动记忆是用操作的次数来衡量的。结果是，年轻人的运动记忆改善了 10%，而老年人的改善了 13%。

这些类型的记忆能够保持稳定，对老年人而言是个好消息：你会越老越聪明，当然这还取决于你如何定义聪明和变老。这种聪明显然与老年人的丰富经验有关，主要表现在两个方面。第一，老年人的知识储备量更大，做决定时有更多的选项。当遇到复杂微妙、令人困惑的问题时，这个特点会使决策的难度降低。第二，老年人的决定少了冲动，多了深思熟虑。老年人的大脑依然具有灵活性和可塑性，但从新陈代谢的角度来讲，决策的代价更大了，因为脑子里的信息更多了，需要权衡更多的选择，决策的时间也就更长了。这样一来，老年人就不太会犯愚蠢的错误。有篇论文对这种现象做了如下描述："和儿童、青少年的大脑相比，健康老年人的大脑不太可能或许也不太需要对环境中的挑战做出可塑性强的反应。换言之，对于这个世界，老年人拥有更丰富的应对模式，调用已有的行为库就足够了。"

有些研究者把这种更丰富的应对模式称为"智慧"。

伯恩斯的人生就很具启发性。从现场杂耍表演到广播，从电视到电影，伯恩斯是少数使用过 20 世纪所有娱乐媒体的喜剧演员之一。到 96 岁时，近 80 年工作中积累起来的智慧让他的大脑更强大了。

难怪导演让他演上帝。

工作记忆与情景记忆：随年龄老去

不是所有的记忆系统都能在年老时保持良好状态。有一种记忆会发生衰退，老喜剧演员和皮克斯公司的一部老电影都生动地说明了这种衰退。

Brain Rules for Aging Well
大脑故事

　　我们家人一直很喜欢皮克斯公司的《海底总动员》。影片中，小丑鱼尼莫的爸爸看到儿子被一群潜水员抓走了。在寻找儿子的途中，尼莫的爸爸遇到了一条钴蓝色的唐鱼多莉。多莉兴奋地表示她看到了潜水员的船，大叫着说："它往这边走了，跟我来。"他们开始奋力向着船尾迹的方向游。

　　没多久，多莉慢了下来，然后沿着 Z 字形游起来，还用可疑的目光看着尼莫的爸爸。她不认识他了。"你别跟着我。"她猛地转身，对着吃惊的小丑鱼大叫。"喊什么？"尼莫的爸爸惊呼，"你不是在给我带路，去找那条船吗？"

　　多莉停下来，突然笑着说："嗨，我见过那条船。它不久前才经过。"带着火箭点火般的活力，她的大脑被重新激活了。"它去这边了，这边，跟我来！"她向着和之前相同的方向冲去。尼莫的爸爸很失望，直接问多莉她的记性是不是有问题。他们停了下来。"对不起，我有短期失忆症，"她解释说，"我几乎转头就忘，这是家族病。"

　　这个例子很好地展示了科学家所说的工作记忆。我们以前称它为短时记忆，认为它是暂时存储信息的储存室，简单而被动。这种认识与事实相距甚远。它虽是暂时的工作空间，但不简单，也不被动。

最先提出"工作记忆"这一概念的是英国研究者艾伦·巴德利（Alan Baddeley）。他设想这个工作空间是动态的，由几个子程序组成，其功能就像在繁忙的办公桌上不断移动文件夹。他的设想完全正确。工作记忆中的一个文件夹叫视觉空间模板，被用来暂时存放视觉信息；另一个文件夹叫语音回路，被用来存放语言信息；还有另一个文件夹负责协调其他的文件夹，被恰当地称为中央执行者，这个子程序唯一的功能就是追踪其他文件夹在做什么。

工作记忆的缺陷会让人很尴尬。你开始经常丢钥匙，忘了自己想说什么或想干什么，还会忘了别人说了什么或做了什么；你跟朋友说一件事，他们会打断你，说你以前跟他们说过了。我们都有过这样的经历。记忆力一旦开始衰退就一发不可收拾了。一份研究报告显示，20 多岁时，我们在工作记忆的标准化量表中能得 0.6 分。这是相当高的分数。随着不断变老，这个数字会逐渐减小。40 多岁时为 0.2 分左右，已经不怎么高了。到 80 岁时，这个分数会锐减到 -0.6 分，是相当低了。健忘像一张网一样自上而下罩住我们的大脑。工作记忆只是更大网络的一部分，这个网络叫执行功能，它也会随着年龄的增长出现衰退，后面的内容会详细阐述。一言以蔽之，这些都是工作记忆出现了功能障碍。我们最终也会具有多莉那种可爱的特点。

顺便提一下，正如多莉所说，工作记忆的能力确实具有遗传性。也就是说，如果想保持良好的工作记忆，就必须明智地选择父母；如果没选好，就尽量遵循本书的建议。

关于具体的做法，我还有很多话要说，不过在那之前，我们先来看另一个坏消息，与一位非常著名的职业拳击手相关的坏消息。

Brain Rules for Aging Well
大脑故事

　　遇到麻烦的不只是短时记忆，有些长时记忆的小配件也会遭遇湍流。

　　著名真人秀电视节目《这就是你的人生》（*This Is Your Life*）有一期的情节可以作为例证加以说明。那期的主角是历史上最著名的运动员之一拳王阿里。这位已故的伟大拳击手不只拳头出名，口才也十分了得。"我那么坏，让良药变成了毒药"和"我应该成为邮票，只有那样才会被舔"，这些话充分体现了他的聪明和自信。

　　《这就是你的人生》不仅是回顾嘉宾人生的电视节目，也是人与人之间的博弈。这个节目经常会请名人做嘉宾，同时悄悄把名人几十年没见的故人也请来，让名人大吃一惊。1978 年在阿里当主角的节目中，他的父母、妻子和其他传奇拳击手都空降过。一个特别感人的部分是对著名表演者汤姆·琼斯（Tom Jones）的录音采访。在采访中，琼斯回忆了和阿里的第一次相遇。

　　"我现在在拉斯维加斯的一个更衣室里，正是两场表演之间的空档……（我们相遇的）时间嘛，大概是 10 年前，在新泽西樱桃山的拉丁赌场（Latin Casino）。有人敲门，我抬起头，看到你站在那……"不可思议的是，琼斯的话好像让阿里大吃了一惊。琼斯还在继续讲，阿里擦了擦眼睛和鼻子，把那双在拳台上拥有致命力量的双手温柔地放在膝盖上。"从那以后我们成了朋友。"琼斯说完了。

> 阿里静静地坐了一会儿。在充满荣耀和胜利的一生中，打败这位冠军的似乎不是哪个对手，而是记忆。

在前文中我们说过，情景记忆是陈述性记忆的一个组成部分，顾名思义，它是对情节的记忆，特定背景中发生了什么事件以及整个事件中有哪些互动。在这些事件中，如果互动的参与者碰巧是你，我们称其为你的自传式情景记忆。情景记忆负责回答诸如"什么、什么时候和在哪儿"这样的问题，这些也是《这就是你的人生》节目中的标准内容。

情景记忆由两个部分结合而成：被检索出来的信息和信息所处的背景。前者可能是久远的语义记忆，即对事实的记忆。后者是情景记忆所独有的，又称为"来源记忆"。如果把情景记忆看成是一个人在做演讲，那语义记忆回忆的是演讲的内容，来源记忆回忆的是演讲者是谁。

尽管情景记忆沉在语义水库的深处（毕竟阿里不是一个"情节"），但在大脑中它是结构独立的。我们从何而知？有些人天生具有超强的情景记忆，语义记忆却很平常或者比较差。有一个著名的例子，一位女士记得童年以来发生的每一件事，毫无遗漏和错误。可见，她的自传式情景记忆完美无缺。但她在学校时成绩低于平均水平，因为她很难记住普通的事实。为了记住平凡的事情，她必须坚持不懈地列清单。显然，她的陈述性记忆有缺陷。她可以准确地回忆起 8 年前、7 天前、4 个小时之前吃了什么，却记不住自己的课程表。看来它们确实是独立的系统。

接下来来说一说情景记忆的变化，它会像工作记忆一样，随着身体的衰老而变糟。研究者发现，从 20 岁的峰值开始到 70 多岁，人的情景记忆能力会下降 33%。和孙女相比，爷爷要回忆起早餐吃了什么会困难得多。

研究发现，来源记忆会遭遇毁灭性打击。在实验中，年轻人和老人听同样的演讲，然后研究者要求他们回忆演讲的内容，并把内容和演讲者进行匹配。在回忆演讲内容上老年人和年轻人表现都不错。但老年人很难分辨谁讲的这些内容，他们甚至记不清演讲者的性别，这是一个在认知上不怎么费力的任务，被称为"部分来源记忆"。

从神经学的角度看，情景记忆肯定发生了什么变化。情景记忆包含海马、默认网络（default mode network，DMN）及二者之间的电连接。在前文中我们探讨过海马，它在很多类型的记忆中发挥着中介作用，会参与情景记忆也很合理。至于默认网络，当了解了一些它的功能后，你会明白它的参与也是合理的。

默认网络是一组分布广泛的神经网络，位于前额后面连接两耳之间弧线的脑区。它以"默认"命名，是因为当你不活跃的时候，比如感到无聊、做白日梦的时候，它才会活跃起来。默认网络，尤其是前额叶右侧的神经元和产生白日梦的神经元都包含情节的特征，也有助于构建叙事，所以也深入参与了情景记忆。

随着人们逐渐变老，海马和默认网络都开始衰退，既有功能上的连接改变，也有结构上的容积损失。大脑没有足够的力量阻止这种衰退。除非你有意识地做些什么，否则这些衰退会成为永久性的，宛如噩梦一场。每个人都可能受到轻微的损伤，但如果严重到一定程度，就会成为阿尔茨海默病的一个标志性特征。

然而，工作记忆和情景记忆不是仅有的受年龄所累的记忆系统。我打赌你已经感受到第三种衰退了。

为什么会有"舌尖现象"

Brain Rules for Aging Well
大脑故事

有一个笑话讲的是两对老夫妻看完电影后往家走。妻子们在前面走着聊天，丈夫们在后面磨磨蹭蹭地走。一位丈夫说："我们昨天晚上去了一家非常棒的餐厅，你们应该去试试。"他的朋友问："餐厅叫什么？"那位丈夫想要回答，但苦思无果。"我恐怕是忘了，"他说，"人人都喜欢的那种可爱的花叫什么？就是你在情人节送人的那种花。""你是说玫瑰吗？"他的朋友有些困惑不解地说。"对，就是它。"那位丈夫说完向走在前面的妻子大喊："玫瑰，嗨，玫瑰！昨天晚上我们去的那家餐厅叫什么？"

我认识的每个人都出现过各种笑话里描述的健忘。你想回忆一个词，可以清楚地感觉到它就像一颗看不见的弹珠在你的记忆里滚动，但是它很快就滚进了无情的认知阴沟，再也找不到了。直到第二天中午，你突然想起来了。这就是"舌尖现象"。年老时，这种令人沮丧的情况会变得更加普遍。一般来说，70岁时的舌尖现象是30岁时的4倍。

这种健忘最有趣的一个方面是：什么没有被遗忘。在那个笑话里，老人知道他去了一家餐馆，很喜欢这家餐馆，想分享给他的朋友。他也在言谈中分享了餐馆的一些情况，这说明他的语言理解力很好。让他苦恼的是想不起来一个具体的词。语言理解和一般的遣词用句能力到人们老年时依然会完好无损，就像桃子罐头。老年人的语音表征则无法保持完好，就像在太阳下面放太长时间的水果。

显然老年人的记忆力的衰退是不均衡的。是否有科学家可以通过追踪记忆恶化过程归纳出大概的时间线？这是个重要的问题。很多老人一旦记不起他们最喜欢的葡萄酒，总会担心痴呆症的阴影又多遮蔽了一点大脑。不过，大部分这类健忘是正常的，除了说明岁数大了之外，并不代表什么。你可以做一些事情减缓甚至逆转这种衰退。只在很少的情况下，这类健忘才暗示着更严重的问题，比如痴呆症。我们会在后面的几个定律中探讨如何分辨正常的记忆衰退和可怕的疾病。

衰退的是什么记忆、衰退了多少和什么时候开始衰退等问题，科学界尚未统一意见。听到这个消息，你可能反而会感到一些安慰。衰老是非常个人化的感受，同时我们对记忆的工作原理了解得还很有限，所以我们暂时还是只关注经过同行评审的文献中乐观的一面吧，它们可以总结为两句话：

- 在变老的任何一年里，总会有一些记忆变糟，一些记忆变好，一些记忆完全没变。
- 30 岁之后，记忆的大多数方面都在走下坡路。

例如，大多数人的工作记忆在 25 岁达到巅峰，在 35 岁前保持稳定，然后开始缓慢而漫长地下滑。情景记忆的巅峰比工作记忆早 5 年，然后像工作记忆一样，开始缓慢而漫长地下滑。

相比起来，词汇量在 68 岁才达到峰值。这听起来是个好消息，但细看之下似乎得出了相反的结论。这怎么可能，尤其是在 25 岁之后舌尖现象变得明显了？你似乎拥有凯迪拉克式的词汇数据库，但实际获取词汇的能力好像 T 型车。

如果我们能打开老年大脑的引擎盖，看到里面嗡嗡转动的检索装置，这些谜题能否被解开？也许吧。所以我们应大胆地进入神经学家之前到达过的地方。我们会寻求"进取号"星舰柯克舰长的帮助，因为他曾经和葛恩人（Gorn）战斗过——这不是开玩笑。

年老的大脑的补偿功能

葛恩人是爬虫类外星生物，穿着蹩脚的衣服，是《星际迷航》"原初"系列的主角。故事讲的是柯克舰长和葛恩人被关在一个空间里，为争夺领土权而大打出手。葛恩人突然飞向一个某种先进生物占据的异形星球，这种生物拿走了柯克舰长和葛恩人新奇花哨的太空武器，强迫他们用拳头进行决斗，解决纠纷。

柯克舰长当然会赢。他发现这个星球上到处都是建造简陋的弹道武器的原料，还有小炮筒（竹竿）、钻石一样的抛射体和火药的成分。他临时拼凑出一门炮，向爬虫类对手开炮，重伤了对方。柯克舰长决定留对方一命，此处颇有莎士比亚的风格。这体现了富有创意的变通方法、可恶的光子鱼雷，还体现了柯克舰长用他的道德光辉做出的拯救行为。

发现频道的节目《流言终结者》（*MythBusters*）试图复制故事中描述的技术。工作人员发现无论怎么加固，竹子大炮都会一点火就立即爆炸。这样说来，无论柯克舰长怎么设计他的武器，都会被炸死。

你可以指摘剧作家缺乏物理学知识，但无法否认柯克舰长在弥补不足方面的创造力。那正是因为部分记忆力衰退的同时，年老的大脑提供了补偿。

把词汇组织成连贯句子的句法加工过程，就是这种补偿的一个例证。研究老年人大脑的科学家发现，尽管老年人的语言能力没有改变，但大脑完成这种能力的方式改变了。

年轻的大脑通过激活布洛卡语言中枢来完成句法加工。这个脑区是以 19 世纪法国医生皮埃尔－保尔·布洛卡（Pierre-Paul Broca）的名字来命名的，他曾经被谴责是"物质主义者，腐蚀年轻人"。布洛卡区位于左耳的上方，是一片神经网络的花园。用专业术语来说就是，它位于左侧大脑，在下额叶的后颞中回里。口头语言来自其中的两个区域，BA45 和 BA44。如果这些网络受损，你说的话就会不合语法，听起来像胡言乱语，语言理解能力也会受损。

就像年老色衰的名人身上发生的变化一样，当大脑老化时，这些网络会开始淡出，连接各个脑区的神经通路会慢慢失去沟通能力。连接的丧失通常预示着功能的丧失。然而这却令研究者困惑不解，因为在年老的大脑中，句法加工能力保持得很好。

在这种情况下，大脑变成了柯克舰长，他拿起竹竿，开始即兴发挥。他感觉到了丧失，四下寻找通常不被用于语言功能的脑区，开始在这些脑区寄生。科学家已经观察到了这样的补偿性改变：第一，在制造语言时，年老的大脑开始刺激右脑的神经元，征募通常和句法加工无关的脑区；第二，这种征募会扩展到前额叶，激活同样通常和语言无关的神经元。而且只有当被征募者也在执行某些任务时，这种征募才会发生作用。

除了征募之外，大脑还能对年轻时语言生成中枢里剩下的神经元之间的电连接进行重组。因此大脑好像成了自己的"原初"系列的主角，用落满灰尘的神经角落里散落的材料对抗衰老的进攻。

柯克舰长一定会感到很骄傲。

学习或教别人带来的神奇效果

Brain Rules for Aging Well
大脑故事

"那是什么玩意儿？"小男孩在吃早餐，指着一碗生命麦片问他哥哥。他哥哥耸耸肩："某种麦片，应该对你有益。"两个孩子都不想尝试，他们把碗推来推去。突然其中一个男孩有了主意："让米奇试试！""对呀，"另一个男孩说，"他不会吃的，他什么都不喜欢。"他们把碗推给他们的弟弟米奇，然后热切地看着。他们大吃一惊，米奇狼吞虎咽地吃起来，而且吃得好香。"米奇喜欢那个麦片！"男孩惊叫道。屏幕切向产品和宣传语。

这段 30 秒钟的广告被评为有史以来的十佳广告之一，给桂格燕麦公司（Quaker Oats Company）带来了巨大的销售量。很难相信，只是尝试一下新事物就会给你留下难以磨灭的印象——只需要 30 秒去尝试，米奇就是活生生的例子。

现在划重点：尝试新事物会让你受益。因为关于改善年老记忆系统的方法，这几乎是科学所知道的全部。

是的，因为大多数记忆类型没有天然的神经救助者，记忆会发生自然的衰退，但我们并不应绝望。"重回校园"是一个可以用来治疗时间侵蚀的处方。

作为一个专家，我给出的建议是养成终身学习的习惯。报名参加课程，学习一门新语言；只要视力允许，就要坚持阅读，年老的大脑完全有能力学习新事物。为了保持这种能力，你必须让自己每天沉浸在学习的环境中，没有例外。拿起米奇那充满渴望的勺子，扯掉记忆衰退的蜘蛛网吧！

研究者还知道什么类型的学习最有营养，而是否有营养取决于心理学的一个概念——"参与"。最有益的学习有两种。第一种是"接受性参与"，你被动地、悠闲地学习一些东西，学习过程中会用到你已经熟悉的知识。研究显示它可以改善老年人的记忆力。

还有一种更好的方式。如果你想让记忆获得更大改善，应该进行"生产性参与"。你尝试新颖的体验，主动地甚至积极进取地投入其中。最好的做法是找和你观点不一致的人，经常和他们辩论。生产性参与包括体验各种环境，这些环境要么让你的观念受到挑战，让你的视角得到扩展，要么驳斥你的偏见，激发你的好奇心。生产性参与是避免记忆电池耗光电量的有效方法之一。

The truth of the brain

·大脑真相·

持续参与需要动脑子的新颖活动，能够提升老年人的记忆能力。

研究者检验了生产性参与对情景记忆的影响，从而证实了这些方法有效。得克萨斯大学达拉斯分校的研究者设计了一个名叫突触项目的计划，这个计划包括两种学习：接受性的和生产性的。老年人在两种学习中二选一，每周 15 个小时，持续 3 个月。生产性参与组学习一种困难的技能，比如数字摄影或缝被子；接受性参与组进行社交。一段时间后，研究者发现两种方式都改善了情景记忆，效果很显著，但生产性学习者的分数出奇的高。在 2014 年的一篇文章中，主要研究者丹尼丝·帕克（Denise Park）写道："这些发现说明持续参与需要动脑子的新颖活动能够提升老年人的记忆能力……"

她说得很保守。事实上，生产性参与组老人的情景记忆的改善比接受性参与组老人高出 600%。

· 大脑真相 ·

The truth of the brain

对具体情节的记忆能力，生产性参与的老人的改善比接受性参与的老人高出 600%。

积极的学习不只会改善情景记忆，突触项目也不是唯一有效的方式。教别人这一方法同样有效。在教小学生一些基本技能，比如识字、图书馆的使用方法或恰当的课堂行为后，老人表现出某些记忆领域的显著改善，其他认知功能也有了改善。这和很多研究的结论是一致的，即保持大脑敏锐的最有效方法是不断把你的知识教给别人。

积极的学习具有强大的效果，甚至能降低老年人患阿尔茨海默病的可能性，我们会在后文具体探讨这个概念。即使你什么都不喜欢，也要拿起勺子，尝试新事物。这是你能给予大脑的最佳体验。

生活习惯改造大脑

生活习惯是你可以给年老器官的另一个好东西。

教皇约翰·保罗二世的大脑一定像梵蒂冈图书馆一样大。他能流利地说至少 8 国语言（具体数量说法不一），具有丰富的工作知识。他非常热爱音乐，甚至录制过一张专辑，销量大到足以进入最畅销的唱片行列（排第

126）。搬到梵蒂冈时，他甚至聘请了专门的音乐顾问。他的阅读量也很大，对图书的热爱仅次于他的另一个爱好——户外运动。他是颇有成就的远足者、橡皮艇爱好者、滑雪爱好者，在成为教皇之前，和他一起滑雪的伙伴给他起了个"塔特拉山超胆侠"的绰号。这些爱好对他大有裨益，因为他是现代历史上就职时间第二长的教皇。他 84 岁离世，饱受争议与赞誉。

不管教皇约翰·保罗二世是否意识到了，事实上他的大多数生活习惯都能够滋养大脑，完全符合科学对提升记忆力的认识，尤其是对更好的记忆表现的认识。

例如，在认知测试中，双语者的表现明显比单语者的更优秀。这种优势体现在记忆力，尤其是工作记忆上，无论在什么年龄学习另一种语言都有效。这里存在着轻微的剂量依赖关系：会三种语言的人比会两种语言的人分数高，两者的分数都高于只会一种语言的人。流体智力是衡量创造力和问题解决能力的一种标准，双语者的流体智力同样更胜一筹。

事实证明，语言技能会带来很多长期益处。双语者的认知衰退不会那么急剧，患痴呆症的风险也比较低。和单语者相比，双语者痴呆症发作的时间会推迟 4 年多。由此不妨采纳以下建议：当你收到第一笔社保支票时，用它支付一门外语课的学费吧。

从事音乐活动，甚至只是听歌也能对认知产生积极作用。一项实验让不懂音乐的老年人参加为期 4 个月的音乐培训。他们不仅要学习弹奏钢琴，还要学习乐理和视奏。结果显示他们在执行功能（包括工作记忆）测试中的表现改善了很多。生活质量评估（包括评估抑郁水平和急性心理应激）显示，参加实验的老人变得更快乐了。控制组的老年人会参加其他休闲活动，比如上计算机课和绘画课。结果很明确：音乐对认知的提升作用最大。

大量阅读对年老的大脑也有益。令人吃惊的是，阅读甚至对长寿更有益。一项持续了 12 年的研究显示，如果老年人每天至少阅读 3.5 个小时，到某个年龄，他们死亡的可能性比不看书的控制组老人低 17%。如果每天读书超过 3.5 个小时，这个数字会提高到 23%。有益于长寿的阅读必须是图书，而且是长篇幅的阅读。读报纸新闻也有积极的作用，但效果比较小。

· 大脑真相 ·

The truth of the brain

阅读能在一定程度上降低老年人的死亡率，阅读的时间和篇幅越长效果越好。

其他一些日常事务的小习惯，都是提升记忆力的宝物。锻炼对短时记忆和长时记忆都很有好处，冥想也是。父母经常告诫我，好的生活习惯同样有利于记忆，比如保证充足的睡眠、吃健康的食物、和有益的人交往。此外还有父母也不太清楚的事情：远离电子设备的蓝光。

我们在这里也可以运用阿滕伯勒爵士研究的亚马孙河做类比。很多支流汇聚到老年记忆力的河流中，增加了它的水量。它们对认知和记忆的改善很明显，足以作为一种准则。你在大脑健身房里越多地练习举重，就越能推迟自然的记忆衰退。推迟的速率都是有据可查的，如果每天按照上文的建议锻炼大脑，一般可以将记忆衰退推迟 0.18 年。

· 大脑真相 ·

The truth of the brain

每天锻炼大脑，能使记忆衰退推迟 0.18 年。

这可是件非常了不起的事情，而且至少通过一位做过教皇的聪明人的生活方式得到了证实。

越学习，越提升

Brain Rules for Aging Well

大脑故事

为什么和前额叶和整个额叶有关的学习会有这么好的效果？这和所谓的认知储备有关。为了解释这个概念，让我们认识一下82岁的约翰·黑特林格（John Hetlinger）。在《美国达人秀》上，黑特林格是一位精神矍铄、看起来有点疯疯癫癫的老人。评委问他以什么为生。黑特林格回答说，他曾经是一位航空工程师，是哈勃太空望远镜维修项目的前项目经理。评委们听了目瞪口呆。但这只是一连串目瞪口呆的开始。

真正让他们惊掉下巴的是黑特林格的表演。鼓声响起，黑特林格低声唱道："用身体撞击地板！"然后声音逐渐提高，以重金属主唱所具有的不可思议的力量吼道，"用身体撞击地板！"

或许受到早期英国重金属乐队黑色安息日的影响，黑特林格演唱了《身体》（*Bodies*）。这首歌是重金属乐队溺水池的热门歌曲。观众们听罢起立鼓掌喝彩。后来一位评委问他："你工作的地方有舞池吗？"黑特林格笑着回答："没有，不过那里有很多啤酒。"

很难想象充满活力的重金属表演和维修哈勃望远镜这两种有着天壤之别的职业会属于同一个人，而且拥有这种光年级差距的是一位 82 岁的老人。黑特林格似乎获得了神秘的，看不见的能量、热情和幽默的储备。我们把黑特林格的储备称为认知储备。

认知储备来自脑储备这个概念。脑储备是一套实际测量结果，包括大脑的尺寸和能够工作的神经元数量。认知储备测量的是你运用这些大脑储备的能力。最初研究者用认知储备这个概念解释为什么有的患者在遭受脑损伤后能很快恢复，而有的患者不能。主要是因为患者在受损之前认知储备量的差异。如果增加认知储备，就更有可能过像黑特林格那样的生活，而不会像奥兹·奥斯本（Ozzy Osbourne）[①]一样。

研究显示，用生产性认知体验的暴风雨冲刷你的大脑，会让你的认知储备水池充满水。它是可以量化的，每年的教育经历能够让人们的认知衰退推迟 0.21 年。就像主要研究者马克·安东尼乌（Mark Antoniou）总结的："认知储备指的是大脑对神经病理学损伤的复原力，被认为是神经改变的结果，神经改变来自让身体和头脑获得刺激的生活方式。"

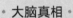

· 大脑真相 ·

The truth of the brain

每年的教育经历能够让认知衰退推迟 0.21 年。

---

① 奥兹·奥斯本，重金属乐队鼻祖"黑色安息日"的主唱，被誉为"重金属教父"。他 15 岁辍学后辗转于各种工厂打工，曾因偷窃入狱，沉湎酒精、毒品和其他药物 40 多年，老年患帕金森综合征。——编者注

科学家提出了对这些神经改变机制的两种解释，每一种各有自己的同行支持者。

第一种解释带有无法磨灭的"先天"印痕。有些人具有深厚的认知储备，可能是天生的。这些人的某些脑区结构和认知储备贫乏的人的不一样。为了提高大脑受损后恢复的机会，我们应该努力让额叶、颞叶和顶叶的神经元保持完好。

第二种解释的"先天"印痕不那么牢固。长期生活在需要耗费体力和脑力的环境中的人，进入老年后能够更有效地利用大脑的储备。从神经解剖学的角度看，他们也更"灵活"。当原来的回路受伤时，他们能创造出替代的神经回路。

鉴于两种解释都带有先天的痕迹，你可能会认为到了一定年纪，生物银行就会拒绝你的额外贷款申请。那你就错了。已经确立的神经学法则认为，你在任何年龄开始学习都不晚，唯一的条件是你必须开始。哥伦比亚大学的阿尔茨海默病研究者说："即使晚期的干预也有望提升认知储备，降低阿尔茨海默病和其他与年老相关的问题的发生率。"

The truth of the brain

· 大脑真相 ·

学习一种费力的技能，是最有效的缓解记忆衰退的方法。

黑特林格应该会同意，学习永远不晚。只有那些带有成见说你不能学习了的人，才应该去撞地板。

大脑定律的应用

**Brain Rules
for Aging Well**

- 大脑的记忆就像有二三十个独立硬盘的笔记本电脑，每块硬盘负责特定类型的记忆。

- 有些记忆系统衰老的程度比其他系统低。工作记忆，即以前的短时记忆会显著衰退，导致健忘。情景记忆，即对生活事件的叙述，也会出现衰退。

- 用于运动技能的程序记忆在年老后会保持稳定。词汇量会随着年龄的增长而增加。

- 学习一种费力的技能，比如学习一种乐器或一门新语言，是最有效的缓解记忆衰退的方法。

定律 5
玩电子游戏，以逆转执行力、
注意力和决策能力

终有一天，我会老到我的思维火车驶出车站，而我不在火车上。

——佚名

一天一天好像什么都没改变，但当你回首时，发现一切都不一样了。这不是很有趣吗？

——佚名

Brain Rules for Aging Well
大脑故事

《我爱露西》的铁粉们一定记得一种叫"Vitameatavegamin"的有趣产品。这个不同寻常的词来自《露西做电视广告》那一集。主角露西·鲍尔在为一种虚构的健康饮品录制广告,这种饮品叫Vitameatavegamin。

"嗨,朋友们,我是你们的 Vitameatavegamin 女孩!"露西微笑着,很不自然。"你感到疲劳、衰弱、情绪低落吗?你在派对上无精打采吗?你不受欢迎吗?所有问题的答案都在这个小瓶子里!"露西拿起产品,"Vitameatavegamin 含有维生素、肉、蔬菜和矿物质。"她继续说,喝下一勺饮品。

接下来就是搞笑的包袱了。饮品含有酒精或其他改变思维的物质,喝了几勺后,露西出现了心智受损的迹象。她的大脑加工速度变慢了,注意力范围缩小了,决策能力也受到损害,甚至不能按脚本表演,口齿不清:"你在派对上无……无精打采吗?你……你不受欢迎吗?嗯,你?"露西提高嗓门,迷迷糊糊地看着镜头,轻拍着那个瓶子,"所有问题的答案都在这个小……小瓶子……维生树(素)、肉、蔬塞(菜)和矿物质。"她打着嗝,"为什么不成为成千上万活力十足的快乐人中的一个，买一大瓶 Vita-veetie-veenie-meany-miny-moe！"她想把液体倒进勺子里，但没成功，洒在了地上，然后她干脆直接对着瓶子喝了一大口。2009 年，《电视指南》（*TV Guide*）把《露西做电视广告》评为"有史以来最好的 100 个电视情节"中的第四名。

露西逐渐出现的损伤不只是媒体历史上令人捧腹的案例。研究者发现几种认知能力都会出现与年龄相关的衰退，这正是露西努力保持的认知能力：大脑加工速度、注意力和决策能力。令人难过的是，与年龄相关的衰退，我们只能怪岁月，怪不到饮品。

这听起来令人沮丧，但也无须绝望，研究者发现这些认知能力容易对外部干预做出响应。玩电子游戏能够减缓，甚至逆转大脑加工速度、注意力和决策能力的衰退，就好像倒着看《露西做电视广告》，细想想，那也会令人开心。

The truth of the brain

· 大脑真相 ·

玩电子游戏能减缓甚至逆转大脑加工速度、注意力和决策能力的衰退。

我们稍后会提供解决方法。现在，先探讨这三种认知能力会发生什么。

加工速度为何会减慢

我们首先要谈的是加工速度的问题，它似乎不会发生在现代电脑极客身上。在认知神经学的世界里，加工速度指的是人们执行一项任务的速度。

不同类型的神经速度取决于要完成任务的类型。科学家用运动加工评价来测量反射，用认知加工评价来测量知觉速度和决策。我会专门探讨知觉的速度极限，知觉可以分为三个独立的阶段。让我们用现实生活中的例子来进行解释：假如你不得不参加一个喧闹的鸡尾酒派对，有人拉着你，非让你听听他最喜欢的孙女考入大学的事。第一个阶段是吸纳，即识别信息，把它拉入大脑进行进一步加工的能力。你会对自己说："哦，那个孩子。莫莉，我认识她。"第二个阶段是反应，即评估信息的意义。"莫莉真的考进大学了？"最后一个阶段是可执行的回应，包括形成和执行"如何应对"的计划。你对他说："太好了。"然后闪人。

年老时，完成这三个阶段会变成西西弗斯式的任务[1]，令人沮丧，因为以前做这些事情根本不难。从小学到高中，你大脑的加工速度会大幅提升，在开始上大学时达到巅峰，大学毕业后开始下滑。40岁之后这种改变变得尤其明显。一般来说，20岁之后你的加工速度每10年会减慢10毫秒。听起来好像不算多，其实这个数值已经相当可观了。研究数据显示，功能良好的大脑和认知受损的大脑之间的加工差异仅有大约100毫秒。在一项符号替代的测试中，20岁的年轻人比75岁的老年人快75%。

然而，倒U形令人痛苦的下降曲线像关节炎一样显而易见。当人们说他们的脑子老了时，除了记性变差之外，通常还包括知觉速度的变慢。我们应对此多加留意。在研究文献中，加工速度的减慢是认知衰退最重要的预测指标，在统计学上，它也是发现日常生活中人们是否需要帮助的重要检测器。尽管老年科学显示不是每个人都会以相同的方式经历这种上升—巅峰—

---

[1] 在古希腊神话中，西西弗斯得罪了诸神，诸神罚他将巨石推到山顶。每当他用尽全力，将巨石推近山顶时，巨石就会从他的手中滑落，滚到山底。西西弗斯只好走下去，重新将巨石向山顶奋力推去，日复一日，陷入永无止息的苦役之中。——译者注

下降的过程，但过程是每个人都会经历的。

那是种什么样的感受？你会觉得自己的大脑好像卡在地道里了。解决问题变得困难，即使最终解决了，也需要花费更长的时间。当存在干扰因素时，比如在喧闹的鸡尾酒派对上，专心聆听信息变得越来越困难。你现在没法通过观察对方嘴唇的动作来判断他说了什么，尽管这是你以前很擅长的。

发生这些状况的原因很多，就像家里各种颜色的电线一样。

为什么电线通常包裹着五颜六色的外皮？除了便于区分，外皮还有绝缘的作用。电线需要部分绝缘，才能把电从一个地方传输到另一个地方。没有绝缘的外皮，电就像没有河岸的河流，会四处蔓延，除非你碰到了电线。想一想没有绝缘外皮的高压电线。如果手碰到它们，人一定完蛋了；如果易燃材料碰到它们，会引发火灾，导致人员伤亡。当然，大多数时候这不是问题，只要电线在可触及的范围之外，周围的空气就提供了足够的绝缘层。这就是为什么它们总是高高的，离地很远。面对掉下来的电线，你需要像对待愤怒的眼镜蛇一样万分小心。

神经元也需要绝缘层，白质就是给神经元绝缘的东西。不是神经元所有的部分都需要绝缘，比如树突、细胞体和终树突就不需要。仔细看会发现它们是暗灰色的，所以被统称为灰质。人们年幼时大脑中有大量灰质。一段时间后白质会增加，这个过程被称为髓鞘形成。直到25岁，大脑的髓鞘才全部形成。换句话说，在出生后的发育比赛中，大脑是身体各器官中的最后一名。

没有白质，神经元就像没有绝缘层的电线，在湿漉漉的大脑里，信号会丢失，相关的认知加工会减慢。丧失的神经绝缘层可以解释很多与年龄相关的衰退，包括加工速度。

白质和认知加工变慢之间的故事与我们熟悉的先天派和后天派相关。先天派认为，额叶的结构改变造成了白质的绝缘性降低。背后的细胞机制虽不明了，但值得细说一说。

白质由名叫少突胶质细胞的活细胞组成。这种活细胞包裹在神经轴索又细又长的部分周围，就像硬纸筒周围包裹的纸。白质减少是因为少突胶质细胞死亡，从轴索上脱离。大脑试图修复这种损坏，调用替代的少突胶质细胞。但这不是完美的解决方案。随着年龄增长，最初的白质被替换成劣质的复制品，降低了结构的完整性，电信号的质量受损，人们的加工速度就变慢了。

另一种缓慢的机制来自一个之前没有提到过的脑区的改变，它就是小脑。小脑看起来像连在大脑下方的菜花花球。小脑和运动有关，它最著名的功能是运动控制。试着一边摆动胳膊，一边穿针引线，这就是没有小脑的状态。

运动调节不是这个多才多艺的菜花的唯一功能。小脑还参与了语言、注意、情绪、加工速度，尤其是与运动任务有关的加工速度（比如按按钮）等功能。年老时，两个变化会直接改变加工速度。第一，小脑中的灰质的量减少。第二，小脑与远处脑区（比如顶叶）的连接减弱了。这个改变很重要，因为顶叶的作用是整合来自各个感官的信息。这些负面的变化导致加工速度变慢了。结合额叶中的发现，加工速度变慢的原因便不难理解了。

此外，年老时视力和听力会衰退，因此大脑可以加工的数据的数量和类型也会改变。一些疾病，比如甲状腺和心血管的问题，比如糖尿病，会让大脑变得没那么好使了，就连呼吸系统的感染也会改变加工速度。这有助于解释大脑问题为什么和年老相关，因为老年人的免疫系统通常比较脆弱。

当然，后天因素也会减慢加工速度。睡眠经常不足会降低大脑信息加工的速度。压力也有同样的负面作用。药物，比如抗组胺剂和安眠药，甚至某些抗抑郁剂，也会让大脑加工速度变慢。再次用源头很多的亚马孙河做类比，这些因素就像是使大脑这条河流混浊的泥沙，使大脑解决问题的能力走上一条泥泞的弯路。

大脑加工速度就说到这里。现在我们转向探讨和加工速度关系密切的一个特征：注意力。

多任务处理只是神话

Brain Rules for Aging Well
大脑故事

那是西雅图一个天还没完全亮的清晨，我去地下室的食品间取一些果汁。其间，我发现前一天晚上十几岁的儿子开派对造成的一片狼藉。我笑了笑，捡起比萨饼皮、纸盘子和纸杯，心想着要和他谈一谈。

到食品间时我停了下来。就像普吉特海湾（Puget Sound）的浓雾，一种厚重的感觉突然汹涌而来。天哪，我下楼是来干什么的？我彻底忘了。慢慢悠悠地上了楼，之后再次发现我们没果汁了。走神让我健忘，我大笑起来。

我的记忆怎么了？即使有讨厌的干扰，年轻的大脑也能创造并实现目标。当大脑老化时，人们忽视干扰的能力就减弱了。比萨干扰果汁这样的情况，是老年人比较典型的认知行为。

我们对这种认知干扰有多少了解？科学家使用的是一种叫反任务测试的检验方法。研究发现，人们忽视干扰的能力会从年轻时的 82%（平均年龄 26 岁）降低到年老时的 56%（平均年龄 67 岁）。这就是在食品间里发生的事情：我没有忽视狼藉的比萨战区，径直去取果汁，而是被它分散了注意力。有趣的是，问题并非不能集中注意力。老年人像年轻人一样可以专注于任务，甚至比年轻人更专注，只是他们越来越不能忽视干扰。

> **· 大脑真相 ·**
> The truth of the brain
>
> 人们忽视干扰的能力会从年轻时的 82%（平均年龄 26 岁）降低到年老时的 56%（平均年龄 67 岁）。

公平地说，任何年龄的人都会出现科学家所称的房间健忘症（room amnesia）。这种健忘和所谓的事件边界有关。美国圣母大学的心理学家加布里埃尔·拉德万斯基（Gabriel Radvansky）说："门口很糟糕，要不惜一切代价避开。"[①] 他研究这种现象已有 20 多年了。

我在地下室里不知所措，只是单一任务受到干扰的例子。同时执行两项任务会怎样？这种同时性常常被不恰当地称为多任务处理。对于这种现象，科学家有更好的说法——分配性注意，因为我们其实是在任务之间转换。

---

① 拉德万斯基提出的"位置更新效果"指出，"门"是头脑中的"事件边界"，越过门槛的举动向大脑暗示了一个新场景的开始并应抛弃旧的记忆，因此导致了人们记忆力的下降和混乱。——编者注

随着年龄增长，我们越来越难随意地在任务之间转换。令人难过的是，从大学二年级开始，这种行为就开始走下坡路了。当任务要求高度集中注意力时，转换会变得尤其困难。

测量分配性注意的方法很多。一种方法是你专注于笔记本电脑，同时旁边的人让你注意其他事情。换言之，就像广播记者，他们一边播报新闻，一边要听着暴脾气的导演在耳机里的低语。任务越复杂，老年的大脑越难完成这些任务。

科学家多年前就知道，真正的多任务处理只是神话。任何大脑都不可能同时监控两个需要大量注意力的目标。大脑能够应对多个目标的唯一方法就是采用任务转换策略。研究者测量的正是这种转换。测量数据类似前文探讨的加工速度的数据。结论是，老年人不太擅长任务转换。

没有比祖母开车更合适的例子来说明这种现象了。在变换车道时，她差一点碰到旁边的车，因为前方突然减速的车分散了她的注意力。在贴着其他车停车时，她可能会低估两车之间的距离，或者会被风挡玻璃上的雨滴干扰。这些分心都是有害的。

加工速度也会来添乱。当大脑换成了低速的齿轮传动装置时，驾驶中的诸多问题会同时涌向它。在高速公路上，由于没有认知上的海姆利希手法（Heimlich maneuver）[①] 来救你，减慢的加工速度变得很危险。它是人们变老后放弃开车的首要原因。你可能想继续驾车，但大脑另有主意。

---

① 由美国医生亨利·海姆利希（Henry Heimlich）发明的一套利用肺部残留气体，形成气流冲出异物的急救方法，此处意指扫除你的认知阻塞的急救手段。——编者注

我们已经探讨了加工速度和注意力，接着将探讨一个与这两者有关的过程：决策。

年龄如何影响决策能力

Brain Rules for Aging Well
大脑故事

威廉·冯特（Wilhelm Wundt）可能是你所知的极具影响力的一位科学家。尽管他 1920 年就逝世了，但他的洞见依然影响巨大。在这个部分我们将探讨他的一个观点——基于情绪的决策和年老时决策过程的变化。

冯特小时候并不引人注目，是个孤僻、骨瘦如柴的孩子。他的学习成绩非常差，以至于一个老师说他长大后只能当个邮差。后来事情发生了神奇的转折，冯特进了医学院。在那里，他表现出对生理学，尤其是对大脑的浓厚兴趣。他开始了对人类行为长达 65 年的研究生涯，他的研究成果非常辉煌，被认为是现代心理学的创始人。他的光辉照亮了很多学生的职业生涯，其中一些人自己也做出了惊天动地的贡献，包括诸如斯坦利·霍尔（G. Stanley Hall）和爱德华·铁钦纳（Edward Titchener）这样的杰出人物。霍尔是儿童心理学的创始人，铁钦纳是"共情"这个词的发明者。

冯特最著名的观点之一包含唤起的概念，以及唤起在基于情绪的决策中发挥的作用。当面对两个选项时，人们首先会基于可感知的益处对它们进行评价。如果大脑被积极地唤起了，我们就会趋向这个选择；如果大脑被消极地唤起，人们会远离这个选择。这些简单的趋避选择是重要的基础构件，人们会在此基础上做出更复杂的决策。这不是人们做决定的唯一方式，但仍能说明很多问题。因为趋避选择显然也会受年龄的影响。随着变老，人们做出情绪性决策的能力会像地壳构造板块一样发生改变。

我们对这种改变应该比较熟悉，因为我在前文介绍过一些，对于伦敦的那个假情人，人们的动机从提升动机变为预防动机。研究者发现情绪性决策能力的衰退只是更大的衰退的一小部分。真正分崩离析的是所谓的流体智力。

流体智力，通俗地讲就是你说服你解决问题的能力出来发挥作用的能力。具体来说，流体智力就是理解、加工和解决独特问题的工具，这些问题不依赖于相关的个人经验。正如一篇研究论文所写，流体智力包括人们"灵活地产生、改变和操纵新信息的能力"。

信息需要被短暂存放在内存缓冲区，至少在你操纵它们的这段时间里是如此，因此你可以预料到工作记忆会在这种能力中发挥一定的作用。实验研究证明你是对的。流体智力是与工作记忆高度相关的一种能力。事实上它们二者可能互相影响，而且已知工作记忆会随年龄的增长发生衰退。

流体智力经常会被拿来和它的孪生兄弟——晶体智力进行比较。晶体智力以通过经验习得的知识为基础，是运用之前储存在结构化数据库中的信息的能力。你应该还记得，不是所有的记忆系统都会随着年老而衰退。从统计上看，晶体智力就是不会衰退的一种。晶体智力在人的一生中相当稳定，当然这还取决于你如何衡量它。

流体智力则不是这样。从 20 岁的峰值到 75 岁，流体智力的分数一般会降低近 40%，因此需要运用流体智力工具箱里工具的决策能力也会随时间的流逝而衰退。这包括基于各种来源的输入的同时决策，比如如何把丰盛的感恩节菜式一一端上桌，而且不会让任何菜变凉。流体智力也包括与趋避问题有关的决策，在此可以引入冯特的唤起理论。

这些都是在耶鲁大学研究者所说的情感—整合—动机（affect-integration motivation，AIM）框架的神经网络上进行的。这个框架由脑区的互动性连接组成，这些脑区被两个不同的功能捆绑在一起，分别是主观唤起和流体智力。

在情感—整合—动机框架中，伏隔核控制着积极的主观唤起，还在令人愉快的感受和成瘾行为中起中介作用。脑岛控制着消极的主观唤起，与老年人的容易上当受骗以及所有人的厌恶感有关。正如我们说过的，脑岛的一部分会随年龄而衰退。年轻人的脑岛在消极的主观唤起的条件下会非常活跃，而老年人的脑岛会很安静。

学习新事物也会受影响。当老年人需要根据最近了解到的信息做决定时，他们的表现就不太好，输入的间隔越短，表现就越糟糕。情感—整合—动机网络在这里也发挥了作用：它激活了前额叶和颞叶中的某些神经元，从而控制流体智力和决策。前额叶一般会和愿意倾听的脑区交流。然而在年老的大脑中，它停止了和伏隔核的交流。这种回避会影响某些任务：需要大脑加工新信息，以更新已经加工过的旧信息的任务。衰退的工作记忆此时无法置身事外，毕竟它也和前额叶有关，这说明大脑回路的复杂性远超出你的想象。

这是否意味着老年人不应该做决策呢？几乎不。当任务需要运用很久之前掌握的信息即运用晶体智力技能时，老年人会做得像年轻人一样好。

Brain Rules for Aging Well
大脑故事

请注意史蒂文·斯皮尔伯格 1977 年的经典电影《第三类接触》中的一个情节。

该情节从空中交通管制中心开始，中心里回响着头发灰白的控制员的声音，简短而清晰，令人平静。他坐在雷达屏幕前，在处理一起惊险的紧急事件。一架 UFO 在高速逼近几架商用飞机，人们担心会发生空中撞机。围在老控制员周围的人群开始变得紧张，情绪激动地交头接耳，控制中心变得嘈杂、混乱。成百上千条生命危在旦夕，紧急警报突然响起，警告即将发生的碰撞。

你可能以为老控制员会对同事们七嘴八舌、让人分心的喋喋不休大为光火，或者至少会受到干扰，变得精神紧张。其实并没有。他依然像服了甲喹酮一样平静。老控制员很有权威地发出一系列指令，让所有人都安静下来，危机被解除了。就在这个情节结束前，他问其中一架飞机的飞行员："TWA517，你想报告发现了 UFO 吗？完毕。"就好像他在问飞行员早餐吃了什么一样。

这位杰出的专业人员脑子里发生了什么？他如何做出了这些快速的决策？数据显示，年老大脑的同时决策能力会变得越来越差，但他似乎是个例外。然而这不是好莱坞的魔法。

力挽狂澜的控制员不是乳臭未干的新手，而是富有经验的专业人员，拥有强大的晶体认知肌肉。毫无疑问，这份工作需要他的大脑一天 8 小时待在脑力健身房里，每当他工作时都会锻炼特定的脑区。即使从统计学上看他的大脑已经退化了，但他个人的才干也比房间里的其他人都强。这就是先天和后天相互作用的方式。

大脑游戏：提升认知的有力武器

想让认知获益，不必每天正襟危坐在雷达屏幕前。研究越来越清楚地显示，在家也能锻炼注意状态。是的，你也需要一个屏幕和一些电子游戏。

你没看错。针对老年人的电子游戏，尤其是大脑训练程序大有裨益。

几年前，我绝不会写出这样的句子，而且是这么直接的方式。你听说过荧光闪烁实验室（Lumos Labs）这家公司和他们出品的名为《动动脑》（*Lumosity*）的一套大脑训练程序吗？几年前，该公司宣称如果一天玩几分钟大脑训练游戏，65 岁以上的老人就可以避开最可怕的认知恶魔，包括记忆力衰退和阿尔茨海默病。但研究显示，游戏并没有这样的功效。美国联邦贸易委员会以误导公众的罪名制裁了这家公司，开出了一张金额高达 500 万美元的罚单，后来减到 200 万美元。联邦贸易委员会还命令荧光闪烁实验室赔偿之前的消费者。这只是冰山一角。声称能减少注意力缺陷多动障碍症状的游戏《丛林突击队》（*Jungle Rangers*）和声称能治疗严重认知受损的思维培训机构 LearningRX 也受到了严格的审查，最终付出了高昂的代价。

鼓吹大脑训练的假冒研究像冬季流感一样频繁出现，其他研究也展现出了美好的前景。有争议的声音体现了各方参与的积极性，这在科学界是很有希望的迹象。负责任的科学家很快收集了两方面的论据。让我们来看一看这两个阵营。联邦贸易委员会制裁荧光闪烁实验室的前一年，第一个阵营的科学家超过 70 人签署了一份请愿书，说大脑训练程序就是胡说八道。"我们反对这样的主张，即大脑游戏能够减缓或逆转认知衰退，他们号称有科学依据，但其实至今并没有令人信服的科学证据。"

以著名神经学家迈克·梅泽尼奇（Mike Merzenich）为首的持相反意见的研究者团体（大约 120 人）则说："没人声称大脑游戏能把普通人变成莎士比亚或爱因斯坦。但有大量证据显示，基于电脑的认知训练对一些人确实有益。最值得注意的是，它可以把老年人出车祸的风险降低一半。"

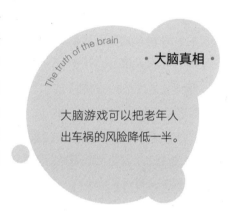

The truth of the brain

·大脑真相·

大脑游戏可以把老年人出车祸的风险降低一半。

这些研究者指责怀疑者不仅草率，而且无知。最重要的证据是一些研究报告显示，如果游戏和评价工具设计得足够好，所谓的怀疑就会被打消，而且有数百项研究证明了大脑游戏对认知的益处。尽管大多数人赞同联邦贸易委员会的态度，但他们认为就因为认知训练科学很年轻就忽视它，这种做法未免太幼稚了。

如今，随着高质量的研究文章越来越多地被发表，数据显示出了明显的且大多数是积极的趋势。这就是科学的迷人之处，科学界达成共识的过程很慢，其间会发生很多争执不下和伤害感情的事。有些程序需要进一步的研究，所有的研究都会经过多轮复制，但这门年轻的科学已经表现出成熟的迹象了。荧光闪烁实验室也成熟了，现在它声称自己"肩负着进一步了解人类认知的使命"，并且谈到了额外的研究。我接下来介绍几个大脑训练游戏，它们承受住了同行评审的密集火力，虽然伤亡惨重，但始终没有屈服。

大脑训练的远迁移效应

我对电子游戏最初的记忆和一些人对初恋的记忆差不多。记忆中的那款游戏叫《乒乓》（*Pong*）。游戏机在保龄球馆里，下面有黄色的底座，看起来像蜗牛的眼柄。《乒乓》是电子版的乒乓球，很简单，但是我上瘾了。之后我逐渐开始玩更复杂的游戏。我说这些是为了承认，在论及倡导电子游戏时，我有大量的确认偏误。幸运的是，谈到大脑训练程序，我的倡导得到了很多独立实验的支持。

大脑训练像《乒乓》游戏一样简单，现在已有很好的科学依据：较低的复杂性意味着不受控制的变量比较少，从而能得到更清楚的数字和更清楚的发现。最好的研究测量了研究者所说的"远迁移"效应。很多设计不良的大脑训练程序（大多数这类程序都设计不良）只能改进一件事：在这些大脑训练程序中练习的能力。这种结果被称为"近迁移"。但或许你真正想得到的是渗透，玩游戏能力的提升对无关的认知过程产生了影响，如改变了加工速度或改善了记忆。这就是远迁移效应。

我很高兴地告诉你们，有一种实验室设计的简单游戏，只要你按照研究者希望的方式玩，便会对认知产生强大的远迁移效应。一项研究运用的是非常简单的加工速度游戏：想象你坐在电脑屏幕前，眼前突然闪现了两个图像，一个在屏幕中间，一个在边上。你的任务是回答相关问题：屏幕中间的是什么东西？边上的是什么？边缘上的图像出现在屏幕的什么位置？这些问题回答得越好，游戏就会变得越难：出现在屏幕上的图像停留的时间会缩短，会出现讨厌的干扰图像。在整个过程中，研究者会测量你的速度和准确性。

约翰斯·霍普金斯大学和新英格兰研究院（New England Research Institutes）的一群研究者不仅研究这种训练对加工速度的影响，还探索训练对可能降低痴呆症发病率的效应。降低痴呆症发病率大概是我们可以实现的最远的迁移了。研究者们进行了一项名为 ACTIVE（为独立而有活力的老年人提供高级认知训练）的研究。研究者招募了一群认知健康的老年人，其平均年龄为 74 岁。老人被随机分为 4 组。一组为控制组，什么都不做；一组接受改善记忆力的训练；一组接受改善推理的训练；一组玩 10 次加工速度游戏，每次大约一个小时，持续 5～6 周（一个随机抽取的样本在大约一年和三年后还会得到增强练习）。然后研究者拭目以待，等 10 年后这群老人到 80 多岁时，评估他们的痴呆症迹象。

结果令人震惊，加工速度游戏组的老人比其他组老人患痴呆症的可能性低 48%。原因有两个：第一，被试接受训练的总时间还不到一天，但 10 年后的认知具有音爆般的奇效。这就是我所说的远迁移。第二，接受记忆力训练的组没有表现出任何改善，无异于浪费时间。这更加凸显了加工速度游戏组的积极结果。

这个结果虽然还没有被重复验证过，但它依然令人吃惊。这不是研究者第一次发现远迁移改善。几年前，梅奥诊所实施了这项加工速度实验的声音版本。被试不是看到图像，而是被要求区分前后出现的两种声音。两种声音可能音高不同，可能是发音相似的两个词，比如"sip"和"slip"。当老年人在测试中的表现进步了时，声音之间的延迟会变得越来越短。老人每天练习一个小时，每周练习5天，持续8周。

研究者观察到了类似的远迁移效应：加工速度变快能改善记忆力。从加工速度的角度来看，接受训练的老人的反应速度是没有接受训练的控制组的两倍。格伦·史密斯（Glenn Smith）医生用可重复的成套神经心理状态测量测试了老人们的工作记忆。她说："我发现实验组的这些技能明显改善了很多，大约是对照组的两倍。"

另一个由加州大学旧金山分校设计的音频游戏《蜂鸣侦查员》（Beep Seeker）同样可以改善工作记忆。游戏要求被试先记住一个目标声音，然后听一连串其他声音。当听到目标声音时，把它指出来。这比听起来的难，而且当被试的表现不断变好时，会听到更多干扰声音，有的会越来越像目标声音。

运用《蜂鸣侦查员》的研究者显然对声音识别不感兴趣，他们感兴趣的是专注、分心和远迁移效应。这种训练是否能改善看似无关的认知过程，比如在其他领域中的注意力或者工作记忆？答案是肯定的。

在对工作记忆的测试中，被试的得分为 0.75，而没有
接受训练的控制组得分为 -0.25。研究者还对动物做了相
同的实验，动物表现出了相同的远迁移效应。

这是否意味着你应该开始玩研究者
指定的电子游戏了？正是如此。史密斯
使用的游戏，由波赛特科学公司（Posit
Science）开发，市场有售。将来肯定会
有更多同类游戏出现。

The truth of the brain

• 大脑真相 •

大脑训练能将老人患痴
呆症的可能性降低近一
半，而且会产生远迁移
效应——在 10 年后依
然有奇效。

从游戏厅到前额叶

在为写作"定律 5"做准备时，我开心地玩了我年轻时流行的一种游戏：
雅达利公司的《夜行车手》（*Night Driver*）的在线改编版。过了这么多年，
这个游戏还是那么吸引人，主要因为它很简单。你盯着黑黑的屏幕，手里攥
着方向盘，很快一条"公路"出现了。当然那里没有公路，甚至连公路的图
片都没有，只有移动的屏幕两侧的"路边反射物"，小小的白色长方形让你
以为你在夜晚的公路上漫游。你的任务是保持在反射物之间，驶过各种弯弯
绕绕。随着游戏的推进，反射物会越来越快地从你身边掠过。比玩游戏更棒
的是，与《夜行车手》类似的一款电子游戏被证明能够减慢认知衰退。

《自然》杂志报道，加州大学旧金山分校的科学家开发出了一款名叫《神
经赛车手》（*NeuroRacer*）的游戏，它就像是《夜行车手》的三维白天版。

129

被试驾驶虚拟车穿过各种地形。在驾驶过程中，会突然出现各种尺寸和形状的指示牌，他们需要射下其中特定尺寸和形状的指示牌，他们的孙辈看到这种场景应该会挺开心。

游戏前，被试会接受一系列认知测试，测量他们的注意状态（比如任务转换）和工作记忆。他们还被连上了脑电图设备——脑电图可以测量在对外部刺激做出反应时大脑的电活动。研究者此举的目的是前额叶皮层的电活动。

测试结束后，平均年龄73岁的老人们开始纵情游戏，开心地玩了4周。他们的大脑活动一直被监控着，一个月后，研究者再次评估他们的认知。将未接受训练的20多岁的年轻人作为控制组。

结果很惊人。最先显露出来的是远迁移效应。老年人的大脑活动变得更像是"年轻人"的模式了，尤其是前额叶的大脑活动，就好像大脑在健身房里练了举重。之前和之后的行为测试证实了这一点。《神经赛车手》使"带干扰的工作记忆"测试分数有了显著的改善，游戏组得了100分，控制组得了-100分。"无干扰的工作记忆"测试和注意力变量测试都得到了类似的结果。

另一项发现与提升的稳定性有关，6个月后依然观察到了改善。在测量中，半年没玩游戏的老人竟然完胜20多岁的年轻人。正如《自然》杂志上的一篇文章所说："我们认为专门设计的电子游戏能够被用来评估一生的认知能力，评价潜在的神经机制，也是提升认知能力的有效工具。（这些发现）为我们的这些认识提供了最初的证据。"这个结果可以称得上是爆炸性的了。

《神经赛车手》团队的领导者亚当·加扎利（Adam Gazzaley）对这个研究十分上心，他认为他的实验室开发的游戏会成为"世界上最早的处方电子游戏"。这非常了不起，因为多年来我们都知道注意力会随着年龄的增长而衰退。电子游戏欢乐玩家的主流数据，则证实情况可能有变。我们将它视为一种技术，一种始于你手中的游戏遥控杆，止于头皮上的电极的技术。

当然，不是每个人都会为这些发现鼓掌喝彩。有人批评样本的规模（被研究者的人数），有人批评这些发现与现实世界的相关性太弱，它对于你是否记得是去食品间拿果汁意义不大。这些批评虽然不可能抹杀结果，但也是合理的。因此，科学家坚持了一贯的态度：还需要做更多的研究。

在介绍阿滕伯勒爵士时，我描述了众多小支流汇聚在一起，形成了静静流淌的亚马孙河。如果把我们大脑的注意状态看成是亚马孙河，那么做出贡献的支流就包括我们所探讨的各种事情：更多的朋友、较少的压力、多看书。至于电子游戏，我认为它是最令人愉快的支流之一，当然它并非唯一的。

大脑定律的应用　　　　　　　　　　　　　　　　　**Brain Rules for Aging Well**

- 加工速度是指大脑吸收、处理外界刺激并对外界刺激做出反应的速度，它会随着人们变老而减慢，是预测认知衰退最重要的因素。

- 随着变老，人们在任务之间进行转换变得更加困难，因此也越来越容易被干扰。
- 专门设计的电子游戏能改善老年人在带干扰的工作记忆、无干扰的工作记忆和注意力变量等测试中的表现，使他们胜过20多岁没有玩游戏的年轻人。

定律 6
先找 10 个迹象，再问
"我有阿尔茨海默病吗"

很快世界上将有两种人，阿尔茨海默病患者和认识阿尔茨海默病患者的人。

——穆罕默德·奥兹（Mehmet Oz）医生

我们是朋友，直到垂垂老矣。到那时，我们是新朋友。

——佚名

Brain Rules for Aging Well
大脑故事

奥古斯特·德特尔（Auguste Deter）显然不对劲儿。晚上她拽着床单在精神病院里转悠，持续不断地尖叫几个小时。她的最后几年是在精神病院里度过的。尽管她是个柔弱的女人，但有可能攻击别人，对周围人来说她是个危险分子。她的思维和情绪都乱七八糟。医生和她的一次对话是这样的。"你叫什么？"医生问。她回答："奥古斯特。""你丈夫叫什么？"她迟疑了一下说："奥古斯特，我觉得是叫这个。""我在问你丈夫的名字。"医生重复着。"啊，我的丈夫！"她重复道。她没有明白这个问题。医生继续问："你住在哪儿？"这个问题让她有些吃惊。"哦，你去过我们住的地方！"她惊叫道。"你结婚了吗？"医生问。德特尔有些犹豫，脱口道："哦，我很糊涂。"她感觉有哪里不对劲儿，过了一会儿又强调："你不许认为我很糟糕。"医生继续探问："你此刻在什么地方？"她的回答非常没有条理，好像听到的是另外一个问题，她说："我们会在那里住。"

德特尔身处德国的法兰克福，是精神病院里的患者。和她交谈的，不是普通的医生，而是爱罗斯·阿尔茨海默（Alois Alzheimer）医生。这是第一个被确认为以他的名字命名的疾病的患者，他把这位患者的情况记录了下来。

德特尔死于 1906 年，阿尔茨海默被允许对她的大脑进行细致的检查，一次检查一个部分。他发现了这种病著名的分子特征，还发现了奇怪的纤维，还有更加奇怪的斑块，像肋眼牛排上的脂肪一样分布在大脑上。这种损伤被用来解释德特尔的心智状态，当时这种病叫早老性痴呆症。

时至今日，它依然是一种令人恐惧的疾病。"我得阿尔茨海默病了吗？"成了老年人提出的最忧虑的问题之一。大脑变成了针对自我的盖世太保，质疑每一次口误，审问每一次丢手机的情况，当忘记熟悉的人的名字时，患者都感觉好像在受拷打。这个问题快把患者、临床医生和研究者都逼疯了，因为没法准确作答。区分正常的老化和异常的大脑病变是这个领域面临的最大挑战之一，更糟的是，它已经成为老年患者最关心的事情。

"定律 6"将探讨我们目前对阿尔茨海默病的认识：如何发现它，如何区分它和轻度认知功能障碍，以及我们从研究中获得的发现。在接下来的篇幅中不会有很多突破性的观点，毕竟我们还在试着准确地定义阿尔茨海默病。大多数研究者当然非常不喜欢这种缓慢的研究进展，但也别无选择。

轻度认知功能障碍是痴呆症的"先知"

功能良好和问题初现端倪之间有一块模糊地带，临床医生称之为轻度认知功能障碍。这种障碍会逐渐积累，从几乎难以觉察的功能障碍开始，变得越来越严重，或者不恶化。临床医生对此没有可用的测试，也没法根据测试结果给出建议。轻度认知功能障碍的类型很多，我们还在学习如何区分它们。研究了患有轻度认知功能障碍的死者的大脑（注意，不是死于轻度认知功能障碍）后，研究者发现，有些人的脑血管存在数千个微小的针孔似的漏洞，可以看成是迷你中风；有些人的大脑像是前阿尔茨海默病，有典型斑块的累积；有些人的大脑看起来像前帕金森病，或者前路易体痴呆，或者什么都不像；有些患有明显的轻度认知功能障碍的人的大脑则看起来非常健康，从解剖上根本看不到明显的病变。

目前研究者估计 10% ~ 20% 超过 65 岁的老人已经患有轻度认知功能障碍。所以让我们从轻度认知功能障碍开始讨论，一路向前直到阿尔茨海默病。什么样的行为症状说明大脑已经不是简单的老化，而是生病了？大多数诊所会提供需要警惕的行为清单，最好的清单之一是梅奥诊所提供的。他们将"需要警惕什么"分成了两个熟悉的类别：认知和情绪。

认知

忘了车钥匙，忘了预约，思路常常会断……这些记忆力的改变被称为遗忘型轻度认知功能障碍。在熟悉的地方迷路了；简单的决定也会让你手足无措；完成一项任务需要做的事情的顺序搞错了，或者错误估计了需要花费的时间，或者两种情况都有……这些改变被称为非遗忘型轻度认知功能障碍。

情绪

你的行为从社交上看越来越"不得体"；你变得冲动、鲁莽，判断力变差。这些症状可能伴随着心理健康问题，比如抑郁症和焦虑症。

它们和我们到目前为止探讨过的自然衰老有什么不同？并没有什么不同。一个主要的区分标准来自梅奥诊所的清单：你的朋友和亲人开始注意到有问题。他们看到你依然能从事日常的事务，由此可以诊断你得的是轻度认知功能障碍，而不是痴呆症，但你显然在某一两个方面存在困难。你或许能把自己的力不从心隐藏一段时间，骗过哪怕最有洞察力的亲人。但是如果病情恶化，虚假的外壳会分崩离析，到那时其他人也会注意到你在认知上的问题，一切将无所遁形。

你应该怎么做？如果你出现了其中的一些症状，或者你的亲人有其中的一些症状，最好先找家庭医生评估一下。大多数诊所先会评估患者的精神状态和情绪，也许还会做神经学检查，比如测试患者的反射、平衡和各种感官能力。医生几乎都会建议患者采取和预防中风有关的生活方式。

坏消息中也有一点好消息：有些人的病情永远不会恶化，不会超出我们提到的症状。他们带着轻度认知功能障碍，快乐地安享天年。他们会变成古怪的叔叔或姨妈，为英文小说的经典欢乐情节添砖加瓦。当然有些人的轻度认知功能障碍会持续一段时间，然后急剧恶化，开始出现其他症状。此时日常的功能受到损害，他们把轻度认知功能障碍留在后视镜里，向着痴呆症奔去。因此，某种程度上可以把轻度认知功能障碍看成是"先知"，预测了正在聚集的痴呆症。

痴呆症的分类与成因

上大学时喜剧演员罗宾·威廉姆斯的表演让我忍俊不禁，仅是听到他的声音都会让我乐不可支。不只我这样。只要他一出现在访谈节目中，现场的观众就会进入"战备状态"，威廉姆斯的喜感已经准备好像核弹一样爆炸了。他已经去世很长时间了，但留给我们的悲伤久久不能散去。

威廉姆斯在自杀前几个月被诊断出患有帕金森病，活检还查出了其他一些问题。威廉姆斯患有弥散性路易体痴呆，这种病一开始表现为轻度认知功能障碍。

是的，80% 和年老相关的痴呆症是阿尔茨海默病，但它不是唯一。我还要介绍三种痴呆症，从威廉姆斯患的这种开始。

路易体痴呆

威廉姆斯的诊断并不罕见。研究数据显示，路易体痴呆是美国第二大痴呆症，占所有痴呆症的 15% ～ 35%。这种病是以德国科学家弗雷德里克·路易（Frederic Lewy）的名字命名的，他最先注意到高龄死者的神经元周围有小小的黑点。它们是 α－突触核蛋白形成的异常结节，会引发睡眠障碍、运动不平衡、记忆力差、幻觉等症状，然后出现类似阿尔茨海默病的行为。我们不知道为什么这些结节会导致痴呆症，也不知道如何治疗，甚至搞不清楚人们为什么会患病。我们只能无知地称它是"病因不明"的疾病。听到这种说法，威廉姆斯估计会放声大笑。

帕金森病

这种痴呆症有一个显著的特点，它根本不是痴呆，而是导致患者失去运动控制能力。它们会甩动手臂，腿不听使唤，不能走出正常的步态。为人们所熟知的患者有演员迈克尔·福克斯（Michael J. Fox）、拳王阿里和葛培理牧师（Billy Graham）。这种病以 19 世纪英国医生詹姆斯·帕金森（James Parkinson）的名字命名，一开始他把这种病称为"震颤麻痹"。

这个名字很形象，但不太完整。尽管帕金森病是一种运动障碍，但到了后期，几乎都会出现痴呆、专注能力改变等认知障碍，以及抑郁症或焦虑症等情感障碍。当某个脑区的细胞比如位于大脑中下部黑质里的细胞开始死亡时，人们就会患帕金森病。没人知道为什么会发生这种细胞的种族灭绝，可能和熟悉的恶棍——α－突触核蛋白有关。确实，在帕金森病患者将要死亡的神经周围存在着像路易体一样的物质。

额颞叶痴呆

这种痴呆症发病较早，一般在 60 岁左右，甚至有可能只有 20 多岁。症状之一是语言缺陷，严重的症状是人格剧变。患者会出现非常不恰当的行为，比如对陌生人大吼大叫、打人、狼吞虎咽、对亲人变得非常冷漠。额颞叶痴呆的症状还包括重复行为，比如翻来覆去谈论同一个话题，不断修剪草坪，或者反复走相同的路。这种痴呆症是一种神经变性疾病，额叶（前额后面的脑区）和颞叶（耳朵旁边的脑区）发生了渐进性的损伤。没人知道原因。

此外还有血管性痴呆，患该病后会出现和中风后一样的认知混乱，原因是少量的血渗入了大脑。亨廷顿病也是一种痴呆症，歌手伍迪·格思里（Woody Guthrie）得的就是这种病。还有一种会传染的克 - 雅脑病（Creutzfeldt-Jakob disease），致病的是一种叫朊病毒的粒子。不过，它只发生在很罕见的人群中。

从经济和人道主义的角度看，阿尔茨海默病都是现代世界中代价最大的疾病之一。是时候细细说一说它了。

阿尔茨海默病的病因假说

阿尔茨海默对他的患者德特尔的病确实有了一些认识，但他对发病的原因只是做了些推测。这没有什么异常，因为在任何时候，阿尔茨海默病的一切都是研究者争论和推测的重点，就连阿尔茨海默医生最初的发现在他死后也受到了质疑。幸运的是，他留下了细致的笔记和脑组织切片。现代科学家可以重新检验他的研究，证实他的发现。

尽管这种病背后的科学机制依然存在争议，但它的经济爆炸半径却毋庸置疑。不管是人力资本还是财务成本，阿尔茨海默病都花费巨大。在发达国家，痴呆症在致死原因中排在第五，但在花费方面排第一。因为在确诊后，患者还可以活很多年，诊断后再活 10 年也很常见。单单在美国，2016 年就大约有 540 万人患上痴呆症，他们的医疗成本共计 2 360 亿美元。

如果研究者确切地知道他们在研究什么，这些数字可能还不会让社会出现经济上的胃酸反流。事实是研究者也不清楚自己在研究什么。阿尔茨海默医生的幻灯片清楚地显示，德特尔的大脑受损。但是进一步的研究显示，有德特尔这种行为症状的患者并非都出现了她那种脑部病变。更令人困惑的是，有她那种大脑病变的患者也并非都有她的行为症状。这个领域目前陷入了困境，尤其是在分子层面。

到目前为止，关于阿尔茨海默病病因的首要理论是类淀粉蛋白质假说。并不是每位研究者都认为它是所有观察到的病变的唯一解释，连作为部分解释都没有十足把握。有些研究者（包括我）相信更准确的名称应该是阿尔茨海默病们，因为肯定不止一种类型。有些地区因为这种病情特征的模糊性而无法测试，因此也不能确诊阿尔茨海默病。如果你因为担心自己患了阿尔茨海默病去看医生，你会接受适用于任何形式痴呆症的测试。只有当某些行为被排除时，医生才会说："你可能患有阿尔茨海默病。"这就是医生的原话，因为他们不能确定你是否患有阿尔茨海默病。没人能确定，就连活检也不是决定性的。

但是一旦出现一些症状使你无法正常地生活了，你就应该去看医生。去地下室拿东西，忘了要拿什么是一回事；来到地下室，却忘了自己在哪儿是另外一回事。

阿尔茨海默病的警报信号

多年来，研究者已经设计出的帮助人们确定亲人是否患上了阿尔茨海默病依据，还只是停留在老了的检查清单。最好的检查清单是阿尔茨海默病协会给出的 "阿尔茨海默病的 10 个警报信号"。这 10 个信号可以按以下主题进行分类：记忆、执行功能、情绪加工和一般加工。

记忆

最初四个信号与记忆有关并不令人吃惊。

1. 健忘已经到了严重影响日常生活的程度

工作记忆会随着年岁渐长自然衰退。当亲人经常忘记重要的日期和预约，或者不正常地依赖提示物（比如即时贴）时，就应该带他去看医生了。如果他们开始需要别人一遍又一遍地重复提醒时，也应该去看医生。

频率很重要。如果他们只是偶尔忘记预约或某人的名字，不用担心。如果总是如此，就需要注意了。

2. 难以完成熟悉的事情

如果亲人忘了如何结算账单、去商店应该走哪条路，或者忘了很喜欢的棋盘游戏的规则，那就得重视起来了。随着阿尔茨海默病病情的加重，患者会越来越难以完成熟悉的日常事务。如果他们忘了帕克兄弟公司（Parker Brothers）发明了《大富翁》，没关系。但是如果他们忘了怎么玩《大富翁》，那就麻烦了。

3. 说话或书写出现新问题

核心语言能力很少会随着变老而衰退。如果亲人开始语无伦次，越来越难维持对话，或者经常因为突然不记得该怎么往下说而说半句就停住，该注意了。对老年人来说，找不到合适的词是正常的，但什么词都想不起来是不正常的。有趣的是，书面沟通也会出现相同的问题。

4. 把东西放错地方，无法倒推步骤

阿尔茨海默病一个显著的特征是无法给信息重新排序。比如在寻找被放错地方的东西时，试着倒推各个步骤，这对患者而言很难做到。因为早期的阿尔茨海默病患者经常把东西放在奇怪的地方，如把香水放进冰箱里，把药放到肥皂盒里。谁都有可能把东西放错地方，但是把香水放在它不该在的地方确实令人担忧。

执行功能

执行功能会随着年龄增长发生自然的衰退，但以下这些影响生活的突然衰退却不属于"自然"的范畴：

5. 计划或问题解决方面的障碍

越来越不能遵循计划（比如菜谱）或制订计划（比如制订花费的预算），是值得警惕的信号。还有越来越无法专注，导致老年人在经常做的事情上花费越来越多的时间，比如支付每月的账单。某个月底忘了付有线电视费不一定需要大惊小怪，但彻底忘掉付费这件事就需要警觉了。

6. 判断力下降或变得很糟糕

执行功能包括决策能力，阿尔茨海默病会导致决策能力出现异常的下降。决策障碍会表现在各个方面，从做出糟糕的财务决定到忘了刷牙都是。你经常会看到其他人洗漱习惯的改变。亲人偶尔忘记把眼镜放哪儿了是正常的，但忘了穿上裤子或者把退休储蓄都给了他们看到的无家可归者就不正常了。

情绪加工

接下来的两个警报信号与情绪和情绪调节方面的改变有关。

7. 回避工作或社交活动

阿尔茨海默病的一个早期症状是退出社交，不再参与熟悉、愉快的社交活动。这样的退缩会造成非常消极的认知影响，让阿尔茨海默病的症状更加严重。通常患者很清楚自己身上的各种障碍，但羞于告诉别人，所以选择离群独处。

8. 情绪和人格的改变

阿尔茨海默病的另一个早期迹象与情绪改变有关。患者会变得妄想、偏执、焦虑、害怕，或者情绪混乱。会对日常生活中正常的起起伏伏做出不恰当的反应，尤其是在不熟悉的环境中表现得更明显。虽然老年人通常会形成并依赖于日常习惯，但如果打乱这种日常惯例会让他们异常烦躁不安，那就不正常了。

一般加工

与最后两个警报信号有关的加工问题和记忆、执行功能或情绪调节的相关性并不明确。

9. 难以理解视觉图像和空间关系

饱经风霜的眼睛意味着一些磨损，老年人的视觉退化了。但是阿尔茨海默病不仅使视觉能力受损，也会使视觉感知受损。他们无法判定距离，无法理解颜色或对比，无法确定物体之间的空间关系，自然会影响驾驶能力。

10. 搞不清时间或地点

这个信号可能最常见。阿尔茨海默病患者的标志性特征就是搞不清时间或他们在哪儿。他们只是更多地关注眼前的世界，这和计划能力衰退有关。他们内在的全球定位系统开始忽隐忽现。到了后期，迷路以及伴随而来的困惑、恐惧和愤怒成了大问题。暂时忘记星期几或者突然有一瞬间忘了自己在哪儿是正常的；但半夜在社区里徘徊，不知道自己是怎么到那里的，撕心裂肺地独自大叫就不正常了。

阿尔茨海默病的必然结果

我永远记得已故总统罗纳德·里根（Ronald Reagan）的两封亲笔信。第一封是写给我母亲多丽丝·梅迪纳（Doris Medina）的，20 世纪 40 年代的她是好莱坞一颗冉冉升起的明星。她几经思考后加入了当时由演员里根领导的美国演员工会，很快就收到了他的来信。这是一封私人信件，写信人邀请我母亲前往南加州和美国演员工会，落款是里根和他当时的妻子简·惠曼

（Jane Wyman），还有他们的女儿莫琳（Maureen）稚嫩的签名。

第二封信写于 1994 年，不是写给我母亲的，而是写给全世界的。里根宣布他将以何种方式死去。

> 最近我被告知，我是数百万患有阿尔茨海默病的美国人之一。……随着病情的发展，患者家属常常承受着非常沉重的负担。我唯一的希望是有办法让南希①免于经历这样的痛苦。当那个时刻到来时，我相信在你们的帮助下，她会充满信念和勇气地面对……
> 现在我开始走上了通向人生日落的旅程。

在政治观点上，我和里根存在很多分歧，但是在这个充满人性和谦卑的时刻，这里不存在分歧，这里只有一个脆弱的老人，在与一种最残忍的死亡方式作斗争。这令我感动落泪。

里根总统剩下的生命不超过 10 年。被诊断出阿尔茨海默病后，患者平均能存活 4 ～ 8 年，所以有时候阿尔茨海默病被称为长久的告别。很显然这不是正常的衰老。如果 70 岁时被诊断出阿尔茨海默病，那么 60% 的患者会在 80 岁之前辞世；如果没有患上阿尔茨海默病，只有 30% 的人会在 80 岁之前辞世。因此阿尔茨海默病使死亡的风险翻了大约一倍。在美国，阿尔茨海默病是第六大致死原因，无关年龄。

每 66 秒就有人患上这种疾病。这句话有一点误导性，为什么这么说？目前强有力的证据显示，阿尔茨海默病在可观察到的症状出现前 10 ～ 15 年就开始了。有些报告称这种延迟能达到 25 年。这意味着当你忘了如何开

---

① 指里根总统的第二任妻子南希·戴维斯·里根（Nancy Davis Reagan）。——编者注

车去购物中心时，已经患阿尔茨海默病 10 年以上了。所以我们应该说大约每一分钟就有阿尔茨海默病患者被发现。目前美国 65 岁以上的老人大约 1/10 患有阿尔茨海默病，总人数超过 500 万。随着婴儿潮一代逐渐步入老年，到 2050 年这个数字估计会是目前的 3 倍。

这种疾病对生活的破坏分为三个层次：轻度（开始迷路，人格改变）、中度（失忆加重，更加糊涂，更加依赖他人）、重度（神志不清，完全依赖他人）。不过这些不是板上钉钉的，因为阿尔茨海默病是非常个人化的。病情不可避免地会恶化，从轻度到死亡是必然的轨迹，但在这个过程中，患者的症状会各不相同。这种病的不可避免和必然性是千真万确的。阿尔茨海默病协会发放的小册子上写着："在十大致死原因中，只有阿尔茨海默病是无法预防、无法治疗，甚至是无法缓解的。"

当然这并没有阻止研究者肩负起寻找治疗方法的重任。虽然进步很缓慢，而且充满争议，但仍取得了一些进展。我们从基因开始研究，已经在这个问题上花费了数十亿美元，在有所发现之前可能还会花费数十亿美元。这些研究的成果与 DAN 有关，有些障碍似乎具有遗传基础。然而，耶鲁大学的研究者文斯·马基西（Vince Marchesi）说，这些可遗传的形式只占所有已知的阿尔茨海默病病例的 5%。另外 95% 的致病原因是什么？我们还不清楚。

有些研究者认为阿尔茨海默病其实代表的是一组疾病。其他研究者认为这是无稽之谈，他们提出的证据是基于类淀粉蛋白质假说的多如牛毛的研究。接下来我们会转入这个假说，从纽约曼哈顿发生的一个颇有争议的故事开始——它与 20 世纪 80 年代的黑帮有关。

类淀粉蛋白质假说的是与非

在 1985 年一场血腥的火拼中，甘比诺家族（Gambino family）不受欢迎的头领保罗·卡斯特利亚诺（Paul Castellano）在曼哈顿城中被枪击中。当时正是通勤的高峰时间，他一下汽车就遭到了伏击。安排刺杀的人并没打算要卡斯特利亚诺的命，对卡斯特利亚诺的刺杀有点不寻常，因为买凶的人约翰·戈蒂（John Gotti）在街对面的车里看着刺杀过程。

黑帮老大和他们雇的杀手之间的距离与类淀粉蛋白质假说有直接的关联。这个假说里的黑帮有两类蛋白质：一种下命令攻击年老的神经元；另一种执行最初的指令。为了理解这个过程，我们需要知道细胞是如何制造蛋白质的。

神经元的细胞体包含一个细胞核，它是一个具有命令和控制功能的小圆球。它之所以具有这些功能，是因为细长的 DNA 分子被塞进了它含有盐水的球体里。DNA 这个小小的螺旋形大力神施展力量的一种方式是，产生制造蛋白质的指令。蛋白质是由同一类的分子组成，对生命的重要性不亚于呼吸。然而制造蛋白质需要解决一个具有重大影响的小问题。DNA 被锁在细胞核里，但制造蛋白质的场地被限定在总部的外面，这迫使它们占据了细胞体（细胞质）。不能移动的 DNA 通过发出便携的小指令条——信使核糖核酸，解决了这个问题。信使核糖核酸被偷运出细胞核，进入细胞质后，分子机制读取信息，发送给生产蛋白质的机器，开始生产。很快装配线就生产出了新的蛋白质，但这些蛋白质通常是粗笨、没什么用的大个蛋白质。为了让它们能发挥功能，需要对它们进行编辑，减掉无关的部分，重新组织重要的部分，添加小分子。这个过程被称为翻译后修饰，事实证明它对类淀粉蛋白质假说具有重要意义。

在显微镜下看已故阿尔茨海默病患者的大脑，就好像在看黑帮火拼后的一片狼藉。那里有死细胞的碎屑，曾经是健康组织的孔洞，还有被称为斑块和缠结的奇怪杂物。斑块是结成块的淀粉样蛋白，看起来像毛茸茸的大肉丸子，躺在幸存下来的神经元的外面。

淀粉样蛋白通常在被制造出来之后，进行翻译后修饰，但阿尔茨海默病患者的编辑过程出错了——原因可能是遗传性的。这种功能障碍造成了成堆的黏性碎片，这些碎片被称为 β 淀粉样蛋白。它们聚集成有毒的团块，甚至是更致命的、可溶的、半成块的聚合体，就像是形成了愤怒的黑帮老大。这些异常的结构下令杀死神经元，有时候它们会自己动手——突触是最受欢迎的目标，但大多会留给另一种蛋白质去做。你可以把那种蛋白质看成是杀手。

好斗的杀手就有那些缠结，看起来像死蛇缠成的结。它们在活的神经元内形成，组成了 τ 蛋白，正常的 τ 蛋白是有益的。但由于某些我们还不太了解的原因，淀粉样蛋白命令神经元制造出致命的、纤维状 τ 蛋白。正是这种 τ 蛋白破坏了神经元的内部，杀死了神经元，然后把它们释放到细胞间隙里，任意屠杀其他神经元。它们会形成一条破坏通道，从被破坏的突触到被破坏的神经元，把大脑搞得一团糟。到了最后的阶段，阿尔茨海默病患者的大脑会萎缩得像干海绵一样。

这个假说得到了一些研究者的认可与支持。

类淀粉蛋白质假说还有很多漏洞，其中之一是有些人的大脑里也有斑块和缠结，但没有发病；有些病情严重的患者脑子里却没有斑块和缠结。下面的实验让研究者发现了这一点。

"我只在晚上睡觉时才退休！"玛丽修女大胆地向其他同事宣布，以一

种少女一样不服气的语气。她说到做到。那时她已经八十五六岁了，不到
1.4 米的身高，体重只有 40 千克，却依然是一股不容忽视的力量。玛丽修
女从事了近 70 年的初中教学。即使在"退休"后，她依然帮助年轻的修女
们教课，像修道院里的发电机一样精力充沛，直到 101 岁把电耗尽了为止。
玛丽修女参加了著名的修女研究，不仅慷慨地捐献了她的生平，而且捐献了
她的大脑。

大脑实验室
Brain Rules for Aging Well

修女研究的设计者和实施者是戴维·斯诺登（David
Snowdon）医生，他经常在阿尔茨海默病患者死后研究他
们的大脑。他面临的问题是这类研究者都熟悉的问题，那
就是找到足够多死后愿意捐献大脑的健康老年人，作为控
制组。如果这些老人没有其他生活方式上的干扰因素，比
如酗酒或长期使用药物，那就更好了。

解决方法就在他南边几千米的地方。在离当时他的实
验室所在地明尼苏达大学不远的地方有一个罗马天主教女
修道院，他想到了一个主意，询问女修道院的修女们是否
愿意参与他的长期研究。很多修女已经上了年纪，有些已
经表现出了与阿尔茨海默病相关的行为。女修道院和修女
们提供了理想的研究机会。她们的人生经历都有很好的记
录，基本上没有生活方式上的干扰因素。研究是这样设计
的：研究者在她们活着时测量她们的行为，她们在死后把
大脑捐献给斯诺登的实验室。这样他就可以仔细研究它们
的神经解剖结构了。

修女的反应非常踊跃，将近 680 名修女报名参加，1986 年时年龄均已超过 75 岁，她们是这个研究领域中最有价值的研究对象，修女研究就这样诞生了。利用美国国家衰老研究所的资金，在接下来的几十年里，研究者蜂拥来到修道院。他们带着各种检测方法，包括认知测试、生理测试和身体力量测试等。当一名修女离世时，她的大脑会捐献给实验室，被仔细研究。

接下来我们介绍一下玛丽修女的大脑，斯诺登曾说玛丽修女是老年人良好认知的黄金标准。

鉴于斯诺登的评价，玛丽修女的大脑应该保持着良好的功能性，虽然很旧，但依然完好，或许看起来还挺年轻。但恰恰不是，斯诺登看到的情况大不相同。玛丽修女的大脑从神经解剖学上看简直是一团糟，脑中满是斑块、缠结和细胞病变，和"黄金标准"完全不沾边，倒是和阿尔茨海默病相似。她的认知没有因此受影响真是不可思议。

更神奇的是，玛丽修女并不独特。有些人的大脑中充满了阿尔茨海默病式的分子碎片，但他们没有该病的表现，这些人所占的比例为 30%。而大约 25% 的阿尔茨海默病患者没有明显的斑块堆积。这些统计数据似乎掐住了类淀粉蛋白质假说的脖子，让它喘不上来气。制药公司曾经试图以淀粉样蛋白作为靶子，研制治疗阿尔茨海默病的药物。一种名叫索拉珠单抗（solanezumab）的药备受关注，它会与大脑周围液体中的 β 淀粉样蛋白质碎片相结合，加速消除这些碎片。研制这种药的思路是，如果 β 淀粉样蛋白质碎片的浓度降低，深层脑组织中的混乱情况就会改善，对大脑的损害就会减少。

礼来制药公司（Eli Lilly）花了近10亿美元研发这种药，结果扑了个空：索拉珠单抗对轻微的痴呆也没有缓解作用。2016 年 11 月礼来公司放弃了测试。一份研究论文曾厚着脸皮起了这样的标题："没有淀粉样蛋白，就没有阿尔茨海默病。"如今一位批评者赫然宣布："类淀粉蛋白质假说已死。"

在我看来，现在为这个假说写墓志铭还为时尚早。即使最顽固的批评者也认为淀粉样蛋白在阿尔茨海默病中发挥着一定的作用。但是如果斑块和缠结不是全部原因，那病因到底是什么？有些人认为是研究者问错了问题。

这样的质疑一部分源于合并症研究。研究者很长时间以来都知道，很多死于阿尔茨海默病的患者也存在其他大脑问题。例如，淀粉样蛋白的沉积通常和路易体同时存在。路易体就是充满威廉姆斯大脑的小黑圆点，它们是 α - 突触核蛋白。它们和 β 淀粉样蛋白的关系可不是无足轻重的。研究者在超过半数阿尔茨海默病患者的大脑中发现了这种混合病变。类淀粉蛋白质假说是否应该被更名为类淀粉和 α - 突触核蛋白假说？

相较小黑点理论，另一个理论和擦伤的膝盖有更多的共同点。有些研究者认为引发阿尔茨海默病的不是 β 淀粉样蛋白，而是大脑中的炎症——神经炎症。确实，β 淀粉样蛋白形成之前通常会有炎症。由此可以推出，阿尔茨海默病的罪魁祸首是细胞因子，是引发大脑乃至身体发炎的分子。这些小小的刺激物过度刺激大脑的免疫系统，造成损伤性的反应，导致和阿尔茨海默病相关的神经退行性疾病。

这些观点听起来蛮有说服力，但还只是限于猜测。这就是我们目前在阿尔茨海默病上的研究进展。在这个阶段，我们不知道如何治疗它，不知道如何减缓它的发展，甚至连它是什么都无法准确说明。但是对修女大脑的研究概要地指出了阿尔茨海默病潜在的研究方向。它与药物或基因无关，只有写得比较简略的自传。先卖个关子，把这个最有趣的结果放到最后。

面向未来的研究

在加入修道院时，修女被要求写自己的人生经历。那时她们大概 20 多岁，她们写的人生经历被归档保存起来。这使斯诺登想到，60 多年后修女离开人世时，他希望能对她们的文章进行神经语言学检查。为什么？斯诺登现在已经知道谁患有阿尔茨海默病，谁没有患病了。这使他提出了一个有趣的问题：通过分析她们 20 多岁时写的东西，是否能预测谁在 80 多岁时会患上阿尔茨海默病？这当然是相关性研究，但斯诺登获得了真正的研究成果。

• 大脑真相 •

The truth of the brain

语言能力低的人患上阿尔茨海默病的概率是语言能力高的人的 8 倍。

研究者分析了修女写作样本的语言密度、复杂性和每句话的观点数量。在文章没有达到特定的神经语言学标准的修女中，即在语言能力上得分低的修女中，80% 的人患上了阿尔茨海默病。而在相同标准上得分高的修女中，只有 10% 的人患上了阿尔茨海默病。被试观点的密度尤其具有预测作用。

不过到目前为止这都没什么意义，除了证明与阿尔茨海默病相关的损伤开始得比所有人认为的更早，以及到痴呆出现时才进行治疗为时已晚的结论之外。或许价值 10 亿美元的索拉珠单抗是有效的，证实了部分的类淀粉蛋白质假说，但患者的情况已经病入膏肓了。

这些观点为我们指出了未来阿尔茨海默病的研究方向。研究者最近描述了与淀粉样蛋白斑块相结合的分子的特征。这种分子被称为 PiB，是匹兹堡化合物 B（Pittsburgh Compound B）的缩写。不像索拉珠单抗，PiB 的作用不是消除斑块，而是让斑块在正电子发射断层扫描中显现出来，因为 PiB 具有放射性。现在科学家可以实时地看到某个人有多少斑块，这样临床医生不需要活检就可以发现潜在的阿尔茨海默病患者了。

PiB 也是一种宝贵的研究工具。研究者可以用它对任何年龄的患者进行筛查，可以长时间追踪研究患者，在阿尔茨海默病发生的几十年前就判断出谁在积聚斑块，谁没有。这些信息对研究有关类淀粉蛋白质假说的争议也很宝贵，对研究治疗的药物也很有帮助。事实上目前正在进行的一项联合研究运用的就是这些观点，这项研究被称为阿尔茨海默病预防计划（Alzheimer's Prevention Initiative）。正如研究的名称所说，它在大胆地尝试预防阿尔茨海默病。项目包括哥伦比亚安提奥基亚省一个有 300 多名成员的大家族。

在这个南美洲的小镇，很多人携带着致命的阿尔茨海默病遗传基因，这种基因被称为早老蛋白 1，即 PSEN1。携带者的基因产物会进行前面谈到的淀粉样蛋白的编辑。这种基因特别残酷无情。首先，如果你有这种基因，百分之百会患上阿尔茨海默病。另外，你患上的是一种罕见的早发型阿尔茨海默病，40 几岁时就会出现症状，发病后大约 5 年就会死亡。它像大多数的阿尔茨海默病一样，但在壮年发病。这个镇是世界上患这种阿尔茨海默病比例最高的地方。

研究有以下三个步骤：

1. 筛查

他们让镇上 30 多岁、没出现症状的人乘飞机来到亚利桑那州的实验室。有些人携带了这种基因，有些人没有。实验室用 PiB 和正电子发射断层扫描检查每个人的大脑。携带这种基因的人已经开始堆积斑块了。

2. 治疗

有些人接受类似索拉珠单抗的抗体药物治疗，这种药有个可笑的名字——克雷内治单抗。为了符合行为研究的黄金标准 ①，有些人接受药物治疗，其他人不接受治疗。

3. 等待

药物治疗的时间足够早吗，能预防痴呆症吗？多年来研究者都不知道答案。在这项研究的一个附加实验中，家族成员接受了神经语言学评估。携带着致病基因的人的分数明显比较低。这让人想到了修女们的自我简介。

即使阿尔茨海默病预防计划取得了成功，也不能预防所有类型的痴呆症。即使对于比较轻微的阿尔茨海默病患者，我们依然没有缓解他们痛苦的治疗方法，但是它起码暗示了一些积极的东西。这些研究方向就是老年科学最阴暗角落里最明亮的光。

幸运的是，很多人永远也不会得阿尔茨海默病，因此老年大脑的世界中还有一些可以探索的光明区域。现在我们要"砰"的一声打开香槟，思考那

---

① 即所谓的双盲研究，研究者不知道哪些被试接受了治疗。

些能够显著减缓衰老的行为。虽然它们目前还不可能阻止衰老，但我们可以使老年阶段过得前所未有的舒服。在某些情况下，我们甚至能逆转衰老的某些影响。

大脑定律的应用　　　　　　　　　　　　　　　　Brain Rules
　　　　　　　　　　　　　　　　　　　　　　　for Aging Well

- 区分正常的衰老和异常的大脑病变是神经科学家面临的一项艰巨的任务，表现出一些症状并不意味着存在病变。
- 轻度认知功能障碍是临床医生用来描述初发的大脑病变的术语。轻度认知功能障碍并不意味着老人一定会发展为痴呆症、帕金森病或阿尔茨海默病。很多患有轻度认知功能障碍的老人既快乐，又长寿。
- 痴呆症这个词包罗了和心智功能丧失相关的一系列症状，其中有很多与年老相关的类型。
- 超过 65 岁的美国人中有 1/10 患有阿尔茨海默病。这是世界上治疗费用最高的疾病。被诊断出阿尔茨海默病后，患者平均的存活年限为 4～8 年。

Brain Rules
for
Aging Well

10 PRINCIPLES FOR
STAYING VITAL, HAPPY, AND SHARP

第三部分

用生活习惯
优化大脑

测一测　关于让成熟的大脑自由，你了解多少？

5. 下列说法错误是（　　）。

    A. 体育锻炼能大幅降低老年人罹患痴呆症的风险

    B. 越早开始限制热量，很多与年龄相关的疾病如心血管疾病、糖尿病
       等的发病率越低

    C. 地中海饮食能降低人们患阿尔茨海默病的风险

    D. 每个月限制 10 天以上的热量对身体有益无害

6. 关于睡眠，下列说法错误的是（　　）。

    A. 随着年老，人们的睡眠会由破碎变得连贯

    B. 好的睡眠习惯越早培养越好

    C. 睡眠过多或过少都会提高死亡的风险

    D. 睡眠的主要作用不是恢复精力，而是加工记忆和清除大脑中的毒素

定律 7
身体活动越多，头脑越有活力

总说自己没时间锻炼的人，迟早会有时间生病。

——爱德华·斯坦利（Edward Stanley）

如果绿色蔬菜闻起来像培根一样美味，那预期寿命一定会飞跃般地增长。

——道格·拉森（Doug Larson）

Brain Rules for Aging Well
大脑故事

87 岁的帕蒂·吉尔·里斯（Patty Gill Ris）在纽约海德公园养老院吃她最喜欢的饭，一块肉卡在了她的气管里。和她一起吃饭的人立即发现了问题，迅速跳起来采取行动。他把里斯转过来，把手臂插在她的腋窝下面，把一个拳头放在她的胸腔下方、肚脐上方，向上迅速挤压了三次。他显然在做经典的海姆利希急救法。那块引起麻烦的肉飞出来了一部分。他又实施了两次这种传奇式的医疗方法，把所有的肉都弄了出来。

里斯的救命恩人多大年龄？96 岁。他的身份？著名的胸外科医生海姆利希医生。是的，就是海姆利希医生。

我为什么在这里提到这个有趣的巧合？我们应该更多地探讨一下为什么海姆利希能救了里斯，而不是评论里斯的饮食选择。实施海姆利希急救法对任何年龄的人来说都挺费力气，而 96 岁高龄的老人做了三次简直就是科幻情景了。海德公园养老院的主管佩里·盖恩斯（Perry Gaines）说："那是非常需要体力的活动，以他的年龄来说，他的行为太惊人了。"另一位员工证实，在这家养老院住了 6 年的海姆利希"很好动，经常游泳和锻炼"。

海姆利希显然保持着良好的体型，从对他的采访中你可以清楚地看到这一点，他看起来就像老年版的詹姆斯·泰勒（James Taylor）。但是这不是唯一引起你注意的事情。海姆利希的表情中带着光，还有令人吃惊的微微的专注。他审慎，观察敏锐，气场中透着果断。你可以推测他如何在紧张的外科手术中游刃有余，以及为什么在大多数人已经离世的年龄还能救人。尽管在救里斯时，他已经退休很长时间了，但他的头脑没有刻意记下这一点，直到 2016 年辞世。

专注和锻炼这两个观点像大理石的花纹一样分布在"定律 7"中。我们先从一个比较令人难以接受的事实开始探讨，即我们的专注会随着时间而发生自然的衰退，但不会一直衰退下去。有许多好的方法可以提升大脑功能，这些方法一部分和锻炼有关，一部分和饮食有关。著名的 96 岁医生就是身体力行这两种方法的典范，他帮助不止一个人延续了生命。

大脑的执行功能随年龄而改变

这一部分，我们会从困难的内容开始，把大部分时间用在专注的一个类别上，它是大脑中一套复杂的行为，被称为执行功能。

不严谨地说，执行功能就是完成任务的行为，以及在完成任务时能保持平静、有教养。它在生活的很多方面都至关重要，包括治理国家方面。很多认知过程组成了执行功能。哪些认知过程属于执行功能，科学家的意见是一致的。执行行为可以被细分为两个简单的类别：情绪调节和认知控制。

情绪调节包括控制冲动这项被并入了延迟满足的能力。在体育酒吧里，你想吃掉那个会让动脉硬化的奶酪汉堡，但选择了健康的羽衣甘蓝沙拉。情绪调节也包括情绪控制，即能够以适当的社交方式编辑情绪，例如，不在丧礼上大笑。这两个调节要素经常共同发挥作用。老板给了你一个糟糕的绩效评估结果，你恨不得一拳打在他的鼻子上。适当的情绪调节，让你意识到这样做还有吃官司的威胁，因此确保你不会那样做。

认知控制是理智的导管。它的标志性特征包括计划能力（制定追求目标的步骤），灵活地适应不断改变的环境的能力，以及将看似不相干的输入组织成易于管理、有条理的类目的能力。它还包括将注意力从一项任务转向另一项任务的能力，以及排列输入的优先级同时避免干扰的能力。执行功能俱乐部的另一个会员是工作记忆。它是我们的临床存储功能，以前被称为短时记忆。

既然它对人类的认知非常重要，科学家们花了很长时间了解执行功能背后的神经生物学。最明确的发现之一是，执行功能会随着时间的流逝发生具体而明显的改变。例如，青少年被认为缺乏执行功能，或者拥有执行功能却视而不见。

还记得青春期时的自己，或者你处于青春期的孩子吗？只要还有印象，应该会理解网上这条尖刻的帖子："孩子们，厌倦了愚蠢的父母的骚扰吗？现在就行动吧！在你还知晓一切的时候搬出去，找份工作，自己付账单……"

一点都不奇怪，青少年对他们所做的蠢事可是振振有词的。网上有一条迷你宣言："我们是孩子。我们还在学习……我们骗人、撒谎、吐槽，为愚蠢的事情打架。我们恋爱，以受伤告终。我们狂欢到黎明，不醉不休……终有一天，这一切都将过去。你在这些坏事上浪费了时间，但一天你会希望自己仍是少年。所以尽情享用你现在拥有的，忘记了所有的……戏剧和生活，脸上带着性感的笑容生活……"

这段话中的行为都和执行功能有关：计划、决策、处理社交关系、保持某些人格、自我控制。

负责所有这些功能的脑区是前额叶皮层，我们在前文探讨过这些重要的神经束。前额叶几乎参与了执行功能的每一个方面。它能够负责执行功能，并不是因为遗世独立、特别聪明。而是因为它和其他很多脑区关系不错，通过复杂的神经元网络进行着广泛交际。

大量的神经元系统连接着各个脑区。它们的作用就像州内的高速路，将城市连接起来。前额叶皮层就是在很多神经高速路的作用下和其他脑区连接起来的。理论上可以说，前额叶皮层和其他脑区之间具有高度的"结构性连接"。

神经科学家还会从功能性连接的角度来思考，这和任务有关，而与结构无关。之所以存在功能性连接，是因为大脑不会时刻使用所有的高速路。有些神经通路被用于有选择的连接：连接特定的脑区，实现特定的功能。这就是前额叶皮层介入执行功能的方式。

我们已经熟悉了这些特定的脑区。杏仁核，它能像美好的爱情小说一样，让你产生情绪体验；连接着前额叶皮层和杏仁核的神经高速公路参与了情绪调节，这是执行功能的一个部分。海马是与长时记忆有关的脑区；连接着海马和前额叶皮层的神经通路参与了认知控制。前额叶皮层甚至具有内部连接，就像是和自己交朋友，参与工作记忆的形成。

蹒跚学步时期，我们的执行功能会急剧发展，然后休息一段时间，青春期会迎来更显著的发展。直到二十五六岁，执行功能才会停止发展。到老年时，执行功能开始衰退。为了解释得更清楚，我来描述一个和我生活的城市相关的思想实验。

我生活在华盛顿州西雅图市，一个翠绿的小城市，人口将近 70 万。很多国际公司把总部设在这里，从亚马逊到择乐（Zillow）①，从高档连锁百货店诺德斯特龙（Nordstrom）到星巴克，还有微软，都在湖对面的小镇；还有无处不在的波音公司。

以下是我的思想实验。这些大公司不仅需要大量运营人员，还需要大量维修基础设施的人员。如果西雅图地区的维修人员逐渐消失，这些公司会怎么样？东西坏了没人修会是怎样一种状况？

供电出现故障，就会停电。导水管损坏了，没人修补漏洞、更换管道或者把水擦掉。窗户会一直破着，屋顶会漏，建筑最终会坍塌。公司会摇摇欲坠，然后瘫倒。连接大公司之间的道路会变得坑坑洼洼、碎裂，最后无法使用。用不了多久，这座城市就会看起来是一幅末日场景了。

执行功能遭遇的侵蚀与此类似。年轻时，大脑的结构和连接蹒跚前行，但维修机制很活跃。大约到 60 岁时，这些维护保养的机制开始退休。"年轻时喜欢吃肉的人老得快。"莎士比亚曾说。正常的磨损越来越得不到修缮。

损坏发生在两个层面上。第一，连接前额叶皮层和其他脑区的高速路开始损坏，这些是与执行功能相关的脑区。一项研究显示，82% 执行功能的丧失直接归因于神经通路的退化，前额叶皮层就是通过这些神经高速路来和

① Zillow，美国一家提供免费房地产估价服务的网站，创建于 2006 年。——编者注

远方的朋友保持联系的。第二，这些神经高速路连接的大脑结构，像被废弃的城市一样，也开始衰退。研究显示海马会随着年龄的增长而缩小，前额叶皮层的体积也会减小。

这些都是非常关键的衰退。前额叶皮层的神经元通过兴奋性网络来保持电活性，从而促进了工作记忆在没有外界刺激的情况下保持活性。当失去大量神经元时，大脑结构会发生收缩，保持内部网络的完好会变得越来越不可能。

我们显然需要帮助，或者一些前面探讨过的好消息。看一看偶像似的电影制作人诺曼·李尔（Norman Lear），他的人生让我们看到了希望。

身体越活跃，心智越有活力

Brain Rules for Aging Well
大脑故事

对于 20 世纪 70 年代的情景喜剧观众来说，李尔就像氧气一样始终存在在生活里。他是《全家福》（*All in the Family*）、《好时光》（*Good Times*）、《杰斐逊一家》（*The Jeffersons*）和《莫德》（*Maude*）等电视剧背后的推手。他永远活跃在工作中。2016 年，93 岁高龄的他开始制作一部新的电视剧——《活在当下》（*One Day at a Time*）。这是一部翻拍剧，是他的又一部热门佳作，聚焦于一个拉丁裔美国家庭。

李尔的大脑依然像光剑一样敏锐。2016 年，他参加了美国国家公共电台的问答节目《等等……先别说》(*Wait Wait...Don't Tell Me!*)，主持人彼得·萨加尔（Peter Sagal）问他："对于想像你一样活到 93 岁依然充满活力、成功快乐的人，你有什么建议？"李尔答道："我首先想到两个简单的词：过去和接下来。我们不太注意它们。当事情过去了，就是过去了，我们继续面对接下来的事情，那就是活在当下的意思。我活在当下。"李尔真的很懂神经学的要义，尽管他自己可能没有意识到。还记得我们探讨过的正念吗？活在当下就是正念的标志性态度。

以往毒舌的评委和主持人收起了唇枪舌剑，其中一个人两次说道："绝妙！"李尔不仅心理健康，身体也很健康。虽然 90 多岁了，但他有着运动员一般的步伐。锻炼一直是他生活的一部分，他曾在《奥兹医生秀》(*The Dr. Oz Show*)中展示过这方面。这位医生把李尔领到一张瑜伽垫旁，让他演示平时的锻炼方式。李尔伸展 92 岁的身体，向下够他的脚趾。主持人惊叫道："三个手指碰到了！"李尔笑着说："老兄，我平时能用拳头碰到。"

看来李尔不必很担心衰老问题。如果你模仿他的生活方式，一般来说也能像他一样少很多忧虑。我在这里主要是为了解释心理活力与锻炼身体的关系。最近老年科学最惊人的发现之一是，身体越活跃，心智就越有活力，这与年龄无关。

多年来研究者注意到，强健的老年人看起来比久坐不动的老年人更聪明，而且始终精神饱满。尤其有说服力的是有氧锻炼和执行功能的改变之间的联系。如果对大量研究进行调查（被称为元分析），分析有氧运动和执行功能，会发现：在执行功能测试中，经常锻炼的老年人得分较高，和久坐不动的控制组相比，有时会高出很多。拿相关性的测量标准来看效果的话，锻炼者的得分几乎是"沙发土豆"的 7 倍。在这类研究中能得出如此明确的数字是相当罕见的。

然而逻辑老师应该给你念叨过，相关关系并不等于因果关系。为了证明锻炼是改善执行功能的原因，必须找一些执行功能分数低的老年人，让他们锻炼一段时间，然后再次评估他们的执行功能。如果有改善，就可以暂时奢侈地把这个实验称为因果性的实验。

我很高兴地宣布，已经有研究者做过这样的实验了，结果一致而令人信服。在一项研究中，仅仅是 3 个月的走路锻炼就使被试的执行功能提高了30%，而且这种提升持续的时间很长。一个实验室显示，中年人经过锻炼，其执行功能的提升在 25 年后依然会很明显。同行评审使这些发现更具说服力，从而得出这样的推论：锻炼提升了老年大脑的认知能力。难怪哈佛大学的研究者弗兰克·胡（Frank Hu）这样说："从威力和受益的广泛性上来说，接近灵丹妙药的东西就是锻炼。"

围绕着这些发现自然会有"如果……但是"和"……怎么样"这类的疑问。首先，锻炼并不能改善执行功能的所有部分。例如，专注的能力似乎不受锻炼的影响；锻炼对工作记忆的影响也是有好有坏。一些研究显示，如进行有氧锻炼能够提升工作记忆，其他类型的锻炼则无效。于是同行评审提出需要进一步的研究，从而发现了能影响工作记忆的事物。但是它们似乎跟食物的关系更大，而非运动。在探讨饮食时，我们会更详细地说一说。

现在，我们需要了解一下锻炼作用于大脑的机制。

锻炼如何作用于大脑

还记得前文中描述的西雅图世界末日的景象吗？脑区被比喻成城市，脑区之间的连接被比喻为高速公路。锻炼会改变老年人脑区的结构和神经高速路的功能。与执行功能相关的神经组织会变得更活跃、体积更大，整体的体积也会增大。科学家发现改变发生在预期的地方：前额叶皮层。一个特别敏感的子脑区是背外侧前额叶，是整个前额叶中联系最广泛的区域。它参与了决策和工作记忆。

大脑内部的某些区域也会锻炼出认知的"六块腹肌"。最敏感的脑区是内侧颞叶，尤其是海马。海马参与大脑的很多功能，包括记忆和导航，都与清晰的思维有关。有氧运动会使海马的体积增大 2%。相比起来，只做拉伸运动的人的海马缩小了 1.4%；什么运动都不做、顺其自然的人，海马缩小了 2%。

· 大脑真相 ·

The truth of the brain

有氧运动能使掌管思维能力的海马的体积增大 2%，什么运动都不做海马会缩小 2%。

有氧运动不仅使这些脑区变大了，也使其密度也增加了。在前额叶中，现有神经结构之间的连接有可能变得更多。而海马中会长出新的神经元，这个过程被称为神经发生。科学家认为引起这种生长的是脑源性神经营养因子。对神经元来说，它就像科学家获得的研究经费。

发展壮大的不只是"城市"，灰质中的细胞体也会使连接增加。一项研究显示：锻炼的老年人的灰质增加了 8%，而且效果像增税一样持久。9 年后，锻炼组的灰质仍然比久坐不动组的多。令人震惊的是，不锻炼的老年人罹患痴呆症的风险是坚持锻炼者的两倍。

新产生的神经结构需要食物，它们产生的废物需要被清除，就像原来的神经结构一样。提供食物和清理垃圾与血液系统有关，所以流向新脑区的血流会增加。在锻炼引发生长的脑区，血流量显著增加了。海马中这种效应尤其明显。

·大脑真相·

不锻炼的老年人罹患痴呆症的风险是坚持锻炼者的两倍，而且这种影响长达近 10 年。

研究者揭示了老鼠大脑中血流增加的分子基础。锻炼会激发一种叫血管生成的过程，负责这一过程的蛋白质叫血管内皮生长因子。它对血管的作用就像脑源性神经营养因子对神经元的作用，促使血管生长。

这才是真正的不寻常之处。锻炼不仅能减缓与衰老有关的衰退，还会使大脑变得更擅长它的工作。想要获得这样的好处，无须成为奥林匹克运动员，只要散散步或者去游泳就可以，不要像"系带王"比尔·特纳。他是我的孩子们爱看的另一部电影《加勒比海盗 3：世界的尽头》中的人物。在电影中，"系带王"比尔受到了诅咒，他一直待在海盗船"飞翔的荷兰人号"的船底，渐渐融入了船体的内墙，四肢变成了厚木板，上面长着海洋生物。有那么一会儿，他把自己从船体上剥离下来，和儿子的未婚妻交谈，但那只是暂时的。很快"系带王"比尔又回到墙里，船体又开始吸收他了。

有些人允许衰老过程像"飞翔的荷兰人号"船体一样吞噬他们。他们慢慢被吸入岁月的墙壁中，变得动弹不得。如果想避免"系带王"比尔的悲剧，就必须战胜惰性。其实，要让大脑的功能得到改善，不必做很多，可以说少到令人难以置信。

研究显示，每周两三次 30 分钟的适度有氧运动，尤其是快走——快到没法说话，就能提升认知功能。有些研究建议每周 5 次，每次 30 分钟。效果取决于剂量——锻炼得越多，大脑功能越好，不过存在一个极限。在一项研究中，老年人每周步行 300 个城市街区，他们的灰质增加了；每周只走 72 个街区的老人也增加了相同数量的灰质。研究者称之为"天花板效应"。

有氧锻炼之外，进行力量训练即锻炼大肌肉群的抗阻训练，无论塑形效果如何，你都会受益。力量训练也需每周进行两到三次。研究者也测量了一周一次的锻炼效果，并不理想。

这些数据就像磁力强大的磁石，能把其他建议吸引过来。其中一个会让人想到"系带王"比尔的故事。老年人的运动会减少，原因很多，有活力降低，有运动时身体的疼痛增加，也有因为焦虑症和抑郁症。研究者为活动能力受限的人设计了一套运动计划，包含有氧运动、灵活性锻炼和抗阻训练。所有参与者都能走动，但简易体能状况量表（Short Physical Performance Battery）评估后的结果显示，他们的活动性有限。在运动计划结束时，锻炼组比控制组每周多走大约 104 分钟。他们的"主要行动障碍"程度轻得多。只是经常鼓励"系带王"比尔改变久坐不动的生活方式，就会看到积极的成果。

这很重要。因为我们还知道，做一点运动就能给认知健康带来很大好处，甚至降低患阿尔茨海默病的风险。一些轻微的小运动就对老年人非常有效，比如做顿饭、爬几层楼梯，或者去看个电影，就连一会儿坐下一会儿站起来对健康也是有益的。

一项研究对一些老人的活动习惯进行了 4 年的追踪。研究者查看了有限的"范围活动"，比如在社区里短距离散步，走到院子里去，甚至走出卧室。久坐不动的老人患阿尔茨海默病的可能性是"生活空间最大"的老人的两倍。运动对坐轮椅的人也有帮助。所以要争取经常锻炼，任何种类的锻炼都可以，哪怕你的身体不想动。毕竟你不是因为想动一动才锻炼的，而是为了让大脑动起来。

营养与衰老的因果关系

泰勒·维根（Tyler Vigen）的网站乍看起来并不很有煽动性，更像是乏味的 PPT 式的图片集。每张图片都有两条不同颜色、波浪起伏的线，看起来就像尼斯湖水怪们在同步游泳。一张标题为"缅因州离婚率"的图表显示，离婚率在 2000—2009 年下降了。另一条线描绘了有趣的事情——"美国人造黄油的人均消费量"。这两条线惊人地相似，几乎完全一样。事实上，下一张幻灯片更有趣。第一条线的标题是"美国奶酪的人均消费量"，第二条线的标题是"被床单缠死的人数"。这两条线也非常一致，就像缅因州的离婚率和人造黄油的消费量。

这些幻灯片和我们现在讲的内容有什么关系？因为这些幻灯片，我不情愿地转入下一个主题：营养与衰老。大量已发表的研究探讨了老年人饮食与其他事情的联系。正如幻灯片所展示的，联系不同于因果关系。这方面的研究充满了鸡生蛋和蛋生鸡的问题。因此大多数这类因果关系的研究是在实验室里对动物实施的。这些研究是否对人类的几个重大问题有借鉴意义，我不得而知。

对人类营养的研究非常困难，而且昂贵。食物是复杂的物质，简简单单一个三明治就包含数百种生物分子。从食物中获取能量的新陈代谢过程比动物的复杂很多倍，而且像指纹一样非常个人化。从如此多的变化性中提取事实，就像用叉子盛汤。而且这个复杂领域的研究资金严重不足。

但这并不意味着在衰老与营养领域中没有好的研究。为了发现衰老和饮食的哪些方面强相关，我们会回到修复破损的主题上，首先从一种特别的进化性的暴饮暴食开始探讨。

为了进化上传宗接代的目的，大脑需要大量食物。尽管大脑只占体重的2%，但消耗的热量占总热量的20%。而且大脑很挑剔。它从糖分子中吸取能量，但它的神经嗅觉更青睐脂肪。如果大脑能代谢脂肪，你其实可以通过努力思考来减脂瘦身。然而，大脑更喜欢糖，而不是黄油。所以参加数学考试永远不会成为减肥计划的一部分。

和其他任何正常的制造过程一样，大脑会产生很多有毒废物。尤其致命的是几种著名的分子，它们被戏谑地称为自由基。去除自由基很重要。任由它们堆积会对身体的细胞和组织造成很大伤害，这种伤害被称为氧化应激。遭遇不受控制的氧化应激的组织，包括神经组织，就会开始死亡。所以这是个大问题。幸运的是，身体有一支分子抵抗军，专门中和这些不断堆积的毒素。这支军队中几个突出的营被称为抗氧化物。它们去除有毒废物的方式，就像用纸巾吸干洒了的橙汁。抗氧化物的种类很多，有的你从未听说过，比如超氧化物歧化酶，有的你比较熟悉，比如维生素 E。只要抗氧化物和其他修复性分子军队能够尽职尽责，纸巾和泼洒之间就能实现平衡。致命的分子橙汁会被清理掉，你的身体会保持健康。

令人难过的是，随着年岁渐长，我们对氧化应激的抵抗开始瓦解。分子军队因为各种原因擅离职守，原因无外乎先天和后天。通常在过了生育年龄后，这种擅离职守就会很频繁。

于是，这些具有破坏性的自由基在组织中堆积，逐渐把我们的身体变成了污染场地。它对身体各个部位都会造成伤害，对大脑的伤害尤其明显，因为大脑要交 20% 的能量供给附加税。我们吃的食物此时产生作用了。留意接下来几页中"植物化学物质"这个词。

鉴于大脑与食物提供的能量之间的关系，试图击退时光老人的研究者从饮食入手也就不足为奇了。1913 年霍勒斯·弗莱彻（Horace Fletcher）提出，如果在吃东西时，能把食物嚼成液态的食物泥，你就会变年轻。他推荐的做法是，每一口食物咀嚼 32 ～ 75 下。减慢吃饭的速度，确实能减轻体重。而肥胖和早亡有联系，所以老霍勒斯可能真的抓住了些重要的东西。

历史上有很多已经亡故的人曾声称发现了青春之泉。现代研究者要以十足的信心和捕风捉影的神话交锋，探究如何延长生命。研究者将健康的老年与食物摄入联系起来的尝试分为两类：摄取食物的量和摄取食物的种类。

热量应少，种类需多

几个世纪以来，人们观察发现，吃得少的人似乎比大吃大喝的人活得更长，而且更快乐。这在实验室里已经得到了证实，至少在老鼠身上是成立的。严格限制热量的摄入能使某些动物的寿命比正常饮食的控制组长 50%。很多与年龄相关的疾病如心血管疾病、多种癌症、神经退行性疾病、糖尿病等的发病率也会随着摄取热量的减少而降低。越早开始限制热量，发病率降低得越多。每一种被测试的动物都出现了同样的结果，包括果蝇。

这也适用于人类吗？如果适用，你是否应该争取把寿命延长 50%？我们还不知道。有人认为限制摄入的热量能够降低与早亡有关的风险因素。

大脑实验室
Brain Rules for Aging Well

在一项研究中，一些健康的 37 岁被试在两年时间里把摄入的热量减少 25%，然后研究者将他们的各种生理指标和行为特征与未受限制的控制组进行比较。

结果比预期更惊人：他们的体重减轻了大约 10%，而且血液中和炎症相关的化学物质减少了——一种被称为 C 反应蛋白的有害分子减少了 47%。另一个意想不到的结果是，节食者的睡眠改善了；尽管摄取的能量减少了，但他们变得更有活力了；尽管他们可能总是感到饥饿，但心情更好了。

这些喜人的发现和更长的寿命相关，但它们是否真的能延长寿命还不确定。不过我不认为人类是个例外，会得出和地球上其他生物不一样的结果。看起来少吃真的能让你更强壮。如果你想尝试限制热量摄入，建议你把这页内容给医生看，和他讨论出一个计划。

另一些研究者研究的不是食物的数量，而是食物的类别。就像限制热量的研究一样，这些研究也得出了一致的结论。这是个好消息，尤其是如果你像阳光明媚的欧洲南部土著一样吃饭的话。

这里显然指的是著名的地中海饮食，希腊、意大利和西班牙菜肴中包含着这种饮食的成分。几年前，《新英格兰医学杂志》（*New England Journal of Medicine*）上发表了一篇影响重大的文章，作者恰好是一个西班牙研究团队。他们的研究被称为地中海饮食的预防计划研究。最重要的发现是，摄取这种饮食的人发生心血管疾病的概率会降低，包括中风这样的脑部病变，他们活得比较长也就不奇怪了。这让研究者想到了一个绝妙的主意。除了中风，这种饮食能改变其他类型的大脑健康问题吗？比如非疾病的老年性记忆力衰退。

答案是肯定的。地中海饮食除了和心血管健康有关，还能阻止认知衰退，这一点可是和心血管问题完全无关。

大脑实验室
Brain Rules for Aging Well

　　研究者发现了很多与这种饮食相关的认知益处，包括执行功能和工作记忆的改变。一项研究随机将 300 名被试分为三组：补充特级初榨橄榄油的地中海饮食、补充坚果的地中海饮食和非地中海饮食。研究者追踪了他们 4 年。吃补充坚果的地中海饮食的人获得的记忆分数为 +0.1，高出基线水平。吃地中海饮食加特级初榨橄榄油的人得分为 +0.04，效果没有前者好。但控制组的分数让人不忍直视——-0.17 分，低于基线水平。额叶的认知分数（主要是执行功能），甚至整体的认知功能也发生了显著的改变。地中海饮食加坚果组和地中海饮食加橄榄油组的分数都比控制组高很多。这些数字来自随机的、基于干预的研究设计，非专业人士也能看懂。

其他与美国肥胖人群有关的研究也证实了这些结果。一种被称为MIND[1]的饮食将地中海饮食和另一种被证明能降低血压的DASH[2]饮食结合在一起。研究者发现它不仅能阻止老年性认知衰退，而且能降低人们患阿尔茨海默病的风险。芝加哥拉什阿尔茨海默病中心主任戴维·贝内特（David A. Bennett）在《科学美国人》（*Scientific American*）杂志上发表了中心的纵向研究结果："营养流行病学家玛莎·克莱尔·莫里斯（Martha Clare Morris）发现，MIND饮食——丰富的浆果、蔬菜、全谷物和坚果，能够显著降低患阿尔茨海默病的风险。"

你可能会想："这些饮食的秘密是什么？"贝内特的这段文字提供了答案。其中一些成分很熟悉，听起来就像是妈妈和医生的建议的汇总：包含大量的水果、蔬菜和豆类，还有大量的全谷物，每天吃鱼，盐要替换成美味的地中海调味品。

有些成分听起来就没那么熟悉了。坚果含有很多脂肪，但它们是这种饮食很重要的一部分。油会给身体增加多余的脂肪，但一定量的橄榄油对大脑是有益的。MIND饮食稍微有点不同，它强调吃浆果，每周吃一次鱼。如果你是美国人，这些应该不在你的日常饮食之列。这就是为什么这种饮食被称为地中海饮食，而不是麦当劳饮食。

为了确定那几百个变量，让像我这样的科学家不再心存怀疑，研究者还有很多工作要做。最后归纳起来有可能就是迈克尔·波伦（Michael Pollan）所写的具有海明威特色的一句话："吃食物，不要太多，主要吃植物。"

---

[1] 全称为"用于减缓神经病变性疾病的地中海DASH干预策略"（Mediterranean-DASH Intervention for Neurodegenerative Delay）。——编者注

[2] 全称为"饮食途径阻止高血压"（Dietary Approaches to Stop HyPertenSion）。——编者注

这些努力开创了良好的开端。它们构成了一系列关于饮食如何发挥作用的研究项目的基础。它们是这些年来最先让我觉得"这值得看一看"的营养学研究。

事实证明墙报对我们很有帮助，这可真够奇怪的。

越兴奋，越抗衰

我在读本科时，墙报很流行。一种受欢迎的墙报图案是健美运动员在举重。众所周知，举重能够使肌肉增大，首先它会制造微小的肌纤维撕裂，然后通过修复使肌肉增大。为了看起来像海报上的男孩，你必须不断引入这些小的应激源——撕裂和微小的伤口。这个过程可不舒服，海报上的男孩也表情痛苦，下面写着著名的图片说明，"没有付出，就没有收获"。在健美运动员的上面常贴着第二张海报，画面上一个超重的家伙在喝啤酒，吃芝士汉堡。它的说明文字是："没有付出吗？没有付出！"

低水平的微小刺激具有积极的效应，即毒物兴奋效应，它描述了饮食对抗衰老上一些出乎意料的事情，解释了为什么饮食能对抗衰老。

从生物学上说，毒物兴奋效应就是通过不断给携带修复机制的细胞施加压力，刺激正常的分子修复。它们施加的压力很小，但很持久。如果刺激的时间足够长，细胞就会启动维修过程，召唤分子维修队来帮忙。这些维修队正是当我们年岁渐长时身体中准备退休的工作人员。不断召唤它们回来工作会让它们保持活跃，结果细胞被维修保养得比较好，身体保持着良好的状态，人们能够比较舒服地过渡到老年。

无论是限制热量，还是以植物为主的饮食，都是通过毒物兴奋效应来发挥抗老化作用的，至少对实验室的动物是这样。越来越多的证据证明，人类身体里也有类似的机制。这些修复机制会维修各种东西，从出错的蛋白质到裂口的细胞膜都包含其中。它们还允许额外的钙进入神经细胞，加强它们的活动。某些生长因子会受到刺激，比如神经元喜欢的脑源性神经营养因子。饮食限制让细胞认为它们的主人在挨饿，因此激发了毒物兴奋效应。如果一直坚持限制热量，修复机制就会始终处于激活状态。

请注意，我并没有建议你为了获得实验中的效果，实施严格的热量限制饮食方案。研究者发现，每个月只限制 5 天的热量摄入就可以获得抗衰老的效果，超过这个量可能会产生消极的生理作用。即使每个月只限制 5 天，也不是所有人都能做到的。

The truth of the brain

· 大脑真相 ·

每个月只限制 5 天的热量摄入会有益于抗衰老，超过这个量则可能有害健康。

植物性饮食能产生作用是因为它们充满了所谓的植物化学物质，它们不断告诉脑细胞，它们是蔬菜。这些植物化学物质不知通过什么方法说服我们之前讲过的抗氧化军队脱离退休状态，开始清除垃圾、自由基等。加上锻炼能够增加血流，也尽全力清除垃圾，因此你拥有了强大的维修保养队伍。植物化学物质还让神经相信应该制造更多的脑源性神经营养因子，因此启动了制造新神经元的过程。身体可能认为吃蔬菜是一种刺激性应激源，自然会对吃蔬菜的人产生影响。在你不断折磨细胞时，你也在刺激它们中延长寿命的分子。

我们开始认识到应该吃什么食物的同时，也认识到这些食物为什么会发挥作用。或许正是食物的复杂性给了它们抗衰老的特性。服用单一的补充剂，比如维生素 E 或其他抗氧化剂，对大多数人来说，效果并不太好。因为它们多半被排泄出去了，一大堆补充剂只是变成了昂贵的尿。秘密似乎在于食物成分之间的协同作用，所有这些成分都存在于水果和蔬菜中，其中很多我们尚未弄清楚。从进化的角度看，这是可以理解的。有史以来在我们吃过的所有东西中，没有哪种食物能提供纯化的补充剂，因为它们不会以这么高的浓度存在于大自然中。这些营养物质始终被塞在植物性的"宿主"里。在进化过程中，大自然怎么提供它们，我们就怎么吃它们，而不是通过制药业提供的方式获取。如果你想获得"定律 7"描述的益处，首先需要走一走、游游泳或者一会儿坐下一会儿站起来，然后吃一小盘植物化学物质。

注意是一小盘啊！

大脑定律的应用

Brain Rules for Aging Well

- 执行功能——一套实现情绪调节和认知控制的认知工具，会随着年龄增长发生衰退，因为大脑的修复机制失灵了。
- 身体活动越多，头脑越有活力，无关年龄。研究显示，有氧锻炼和执行功能的改善之间存在着联系。
- 虽然大脑只占身体重量的 2%，但会消耗掉所摄取的热量的 20%。
- 减少热量的摄取能减少与破坏性炎症相关的化学物质，改善睡眠和情绪，提升活力——这些发现都和长寿有关系。
- 研究证明，富含蔬菜、坚果、橄榄油、浆果、鱼和全谷物的饮食，比如地中海饮食和 MIND 饮食，能够改善工作记忆，降低患阿尔茨海默病的风险。

定律 8
趁早培养一个好的睡眠习惯

没人在回顾一生时会记得他们睡眠充足的那些夜晚。

——佚名

我已经到了打个盹儿就能很开心的年龄。

——佚名

Brain Rules for Aging Well
大脑故事

"睡觉！"苏珊娜·琼斯（Susannah Jones）感叹道，紧接着哈哈大笑起来。她这是在回答记者提出的一个很常见的问题：长寿的秘密。她还提到她每天早餐都会吃炒鸡蛋、粗玉米粉和四片培根。

琼斯可以回忆的早餐太多了，她是唯一一位出生在19世纪依然健在的美国人，也就是依然健在的最老女性。她最终死于2016年，享年116岁。虽然她没有孩子，只结过一次婚，而且婚姻维持了很短时间，但她有100多个侄女、侄子、外甥女、外甥。她很宠爱他们。琼斯夫人把最大的侄子送入了大学，这个侄子后来获得了博士学位和一笔非常棒的投资，侄子的回报是给姑姑写了本传记。她不只对亲人慷慨，还创立了非裔美国学生的奖学金基金。琼斯出生于亚拉巴马州一个佃农家庭，一生大部分时间在纽约做保姆和住在雇主家的管家。

除了培根，琼斯过着大多数人认为的健康生活。她从不抽烟喝酒，一年去看几次医生。值得注意的是，在这个时代、这个年纪，她只服用两种药，一种治疗高血压，另一种是多种维生素。在

106 岁之前，她一直是租户巡逻队中的积极分子。开篇她为什么感叹？因为她每晚睡 10 个小时，白天还要小睡。

开门见山地说，"定律 8"的坏消息比好消息多。如果我们能像琼斯一样，养成良好的睡眠习惯，其中一小点坏消息是可以预防的。要了解睡眠对老年生活质量的影响，必须先了解一点睡眠的工作原理、为什么要睡觉，以及睡眠如何随时间而改变。我们还会谈到睡眠不足对认知的影响，最后说一说如何获得尽可能好的睡眠。有些科学家相信，如果你想改善身体和大脑的健康状况，那么睡眠是一天中最重要的事情。

或者应该说睡眠是晚上最重要的事情。

我们为什么要睡觉

睡眠研究的三个发现让很多人吃惊：

* 我们不知道每晚需要多少睡眠。并非每个人都需要 8 个小时的睡眠。
* 正常睡眠周期中一定包含被唤醒，通常一晚 5 次。
* 我们刚刚开始了解人为什么需要睡觉；并不全是为了恢复精力，甚至这都不是主要原因。

人类花了那么多时间睡觉，而我们在睡眠的理解上却存在着圣安德烈亚

斯断层 ① 式的缺口。到 85 岁时，你在睡眠上花的时间会达到 25 万个小时，约 29 年。

睡眠最令人吃惊的特点之一是超级个性化。很多变量会影响睡眠，所以很难形成一致的理论。

国家就是一个变量。荷兰人平均每晚睡 8 小时 5 分钟，新加坡人睡 7 小时 23 分钟。这是他们获得的睡眠时间。这也是他们需要的睡眠时间吗？目前没人知道这个答案。

睡眠的类型也各不相同，睡眠类型就是你自然的睡眠 / 清醒周期。有些人适合晚上 9 点半上床睡觉，早上很早起床；有些人适合凌晨 3 点睡觉，像摇滚明星那样下午才起床。其他变量包括压力、孤独，以及你在白天吃或者喝多少影响睡眠的东西。

或许引起改变的最大单一因素就是年龄了。新生儿一天能睡 16 个小时，老年人通常一天睡不到 6 个小时。然而对这些数字应持保留意见。有的人每晚需要 5 个小时的睡眠，而有的人睡不够 11 个小时就不行。有一位 70 岁的英国女性声称，她每晚只需要睡 60 分钟。睡眠科学家检测了她 5 个晚上的睡眠，发现她每晚的睡眠时间为 67 分钟。睡眠时间如此之少，她没有明显的行为或认知障碍，也没有睡眠剥夺造成的缺陷。这很不寻常，但人和人之间的睡眠差异很普遍。

睡眠的难易程度也存在差异。超过 44% 的意大利老人自称存在严重睡

---

① 圣安德烈亚斯断层，一段长约 1 050 千米，横跨美国加利福尼亚州西部和南部以及墨西哥下加利福尼亚州北部和东部的断层。——编者注

眠困难，法国老人的比例为 70%，美国和加拿大的数字为 50%。他们的睡眠问题分为两类：第一类与入睡有关，研究者称之为入眠时间；第二类与保持睡眠有关，所有人都觉得这个问题很烦人。

可以确定的一件事是，睡眠质量会随年龄的增长而下降。为了搞懂为什么会这样，我们首先需要了解睡眠的工作原理。

睡眠周期内部天生存在着冲突，就像两支球队在足球比赛中竞争：它们一天 24 小时都在比赛，只要你不死，它们就不会停。

其中一个俱乐部的唯一功能是让你保持清醒，它们穿的是明亮的球衣。这支球队有很多才能，激素、脑区和体液为了同一个目标而协调发挥作用，这个目标就是让你白天时睁着眼睛。我们把明亮队的工具包统称为节律唤醒系统。节律（Circadian）这个词是在 1959 年创造出来的，字面意思是"一天的"。

另一个俱乐部由一套生物过程构成，它们具有相反的目标——让你睡觉。这支球队穿的是黑暗的球衣，它们也包含激素、脑区和体液，但它们的任务是让你入睡并保持几个小时的睡眠。我们把黑暗队的工具包统称为稳态睡眠驱动。

在你活着的每一分钟里，这两支球队都在对抗，在发生小规模战争，交互的热情不亚于超级联赛粉丝们的热情。比赛非常不均衡，从来没有平局，每支球队只主导一天中特定的时间。白天节律唤醒系统控制球场，晚上稳态睡眠驱动占主导。尽管这种争夺发生在 24 个小时的周期里，但它跟太阳、天空没什么关系。即使你生活在黑暗的洞穴里，这种交替也会发生，不过那时周期会是大约 25 个小时，没人知道为什么会多出一个小时。

通过脑电波模式可以描述这场神经足球赛的特点，这场神经足球赛被称为拮抗理论（opponent-process theory）。用发网一样的脑电图设备可以观察脑电波，探测大脑表面的电流。

一天从明亮队的全面控制开始，大脑播送一种被称为 β 波的电模式。晚上，黑暗队开始活跃，比较放松的 α 波替代了 β 波，使人感到困倦。最后你被哄着进入了夜晚的酣睡。在这个过程中，大脑依次进入睡眠越来越深的三个阶段，入睡后大约 90 分钟会进入最深层的阶段。这个睡眠最深的阶段的特点是大而缓慢的脑波，被称为 δ 波，这是慢波睡眠阶段。进入这个阶段的人很难被唤醒。

但也不是不可能。事实上，一个半小时后大而缓慢的 δ 波退去，你的睡眠开始上升，经过各个睡眠阶段，这时你不那么困了。出于未知的原因，你的眼睛会快速地来回移动，这个阶段被恰当地称为快速眼动睡眠 -1。快速眼动睡眠从性质上看不同于深睡，所以深睡被很合逻辑地称为非快速眼动睡眠。在这个阶段，你比较容易被唤醒。

如果一切正常，你不会醒。黑暗队会重新占据主导，你会再次经过三个阶段，逐渐进入深睡。大而缓慢的 δ 波又回来了，让你在深睡中美美地度过 60 分钟。

然而这不是唤醒的结束。快速眼动睡眠 -1 之得名，是因为它仅仅是睡眠时你会经历的几个阶段中的第一个。夜晚结束之前，你通常会经历四个以上的快速眼动睡眠，每个都伴随着它自己的深睡。在第五个之后，明亮队才会恢复它们白天的极度活跃，从对手那夺回场地，让你开始新的一天。这种交替从来不会因为广告时间而暂停。无论你多么抗拒，早上它永远想让你醒来，晚上它永远想让你入睡。这会一直持续到你开始变老。两支球队依然想保持它们的节奏，但越来越困难了。

这就是睡眠的工作原理。那么我们为什么要睡觉？答案似乎像坏情绪一样明显。如果不睡觉，你会变得暴躁易怒，你会找不到车钥匙，也失去了耐心，最重要的是，你会感到疲惫。

睡眠一定与精力恢复有关吗？不是这样的。或者说不全错。生物能量分析显示，睡眠期间节省的能量大约仅 500 焦，相当于一碗汤的热量。这应该怪你的大脑，它非常耗能，会消耗你所摄入的热量的 20%，而且为了让你活着，它需要一周 7 天每天 24 小时地保持活跃。节省一碗肉汤的热量实在不多，所以恢复精力不是我们睡觉的原因。

那么我们为什么睡觉？从进化的角度看，在东非平原上，尤其是在黑暗中，哪怕躺下 10 分钟也极易让我们被攻击。在这种情况下睡觉简直是疯了。然而我们经常在大草原上瘫软无力地躺几个小时，而这段时间正是豹子活跃的时候。为了 500 焦的能量，这个代价未免太大了。

直到最近研究者才在这种矛盾的尽头看到了光明。这个发现对年老的大脑具有深远的影响。下文我们会描述在人为什么要睡觉这个问题上的两个最重大的突破。

目的一：为了学习而睡觉

第一个突破主要来自记忆研究。白天时大脑忙于记录你的各种活动。有些可以被忘掉，有些很重要，有些需要时间进行进一步的加工。你的记忆系统参与了这项活动，至少有两个脑区介入。

第一个是皮层，就是像包装纸一样包裹着大脑、具有世界级智慧的那层组织。第二个是海马，海马形状的结构，在大脑的深处。在记忆形成时，这两个脑区之间会产生电连接，就像发短信的少男少女那样进行交流。这些活动将记忆碎片固定就位，直到它们便于日后的加工。

日后是什么时候？科学家说是"当天晚上晚些时候，慢波睡眠期间"。在整个深睡期间，大脑重新激活白天存放的记忆，就是标记着需要日后加工的记忆。然后把它们的电模式重复数千次，加强连接，巩固记录下来的信息。这被称为离线加工。如果你不能进行这种重要的再激活，就无法长期记住任何东西。

这些数据中隐藏着一个惊人的发现：你不是为了休息，而是为了学习而睡觉。夜晚是完美的学习时间，因为这时没有其他狂轰滥炸的信息争夺大脑的注意力。

研究者后来发现睡眠对其他功能也有辅助作用，包括消化和保持免疫系统正常运转。我们慢慢地开始认识到为什么需要睡觉。不是因为需要休息，而是因为需要重启。如果休息不好，重启就会变得困难。然而，重启困难正是老年时发生的情况。

睡眠会随着衰老越来越碎片化

我在楼下存了个箱子，里面装的是孩子们童年时的录像，看到它时就会觉得沮丧。

为什么沮丧？不是因为录像的内容——这些录像承载着我最宝贵的记忆，而是因为这些内容的存放方式——存在录像带上。我最近发现，如果就那样放着它们，就好像把它们存放在缓慢发挥作用的酸里。它们开始被侵蚀，随着时间的流逝，上面的信息会丢失。这种自然的退化不会立即发生，它受到环境的影响，比如湿度和温度。如果我什么都不做，信息就会丢失，更准确的说法是信息会碎片化。在 15.6℃（同时假定湿度合适）的条件下保存，16 年后就会看到明显的破碎。把温度提高到 21℃，8 年后就会出现明显的破损。最老的录像带已经有 19 年了。明白我为什么会感到沮丧了吧？

随着时间的流逝，自然侵蚀就是衰老，无论是存储在录像带上的信息，还是通过认知过程存储的信息，就算是睡眠也不能幸免。总之，它们都发生了侵蚀，就像头脑中的录像带，你的睡眠变得碎片化了。

具体来说就是，随着年龄增长，非常有用的慢波睡眠减少了。20 多岁时，20% 的睡眠时间沉浸在疗愈性的慢波中。到 70 岁时，这个比例大约为 9%。

为了解释这些改变，需要比较一下慈祥的祖母和她 20 多岁的孙子诺亚两个人晚上的睡眠。

假设他们都在晚上 11 点左右上床睡觉。10 分钟后，孙子开始进入非快速眼动睡眠阶段，午夜之前就在慢波里冲浪了。

诺亚的祖母也是这样，但她的过渡并不顺利。她经历了相同的阶段，但当到达第二个非快速眼动睡眠阶段时，她在 11 点半左右醒来了。这样她不得不重新开始整个过程。祖母到达了相同的午夜慢波睡眠检查点，但和诺亚不同，她没有停留很长时间，而是在 12 点半左右返回，第二次醒来。然后她又要再次开始整个过程。一晚上都会像这样往复。如果她能抵达慢波睡眠阶段的话，时间大约会在凌晨 2 点半。她这种情况被称为睡眠破碎。相比起来，诺亚顺利地走完了全过程，经历了四到五个非快速眼动睡眠 / 快速眼动睡眠的周期，四次畅游在慢波海洋中。他整晚都没有醒。

什么在控制着诺亚和他祖母的睡眠经历？为了解释这个问题，我们需要走访科罗拉多州的博尔德市。

科罗拉多州的群山中放置着一台机器，它的破坏力超过了全世界所有核武器的总和。如果这台机器停止运转，人类文明将被劫持。警察、消防部门和医院急诊的调度通信系统会突然失灵；电网会失去同步性，然后过载，在全世界造成灾难性的电力中断；华尔街和全球金融部门会停摆，就好像癫痫患者，市场交易高速滚动的电子记录会停滞；卫星通信会被中断，飞到中途的飞机会失去关于它们位置的信息，手机的 GPS 也会失灵。不过没关系，反正手机也用不了，除非你提前下载了《愤怒的小鸟》。文明进入了令人难以忍受的、踟蹰茫然的停滞。

什么样的世界末日设备有可能让现代人类生活付出这么大的代价？答案貌似很平常。它就是埋在科罗拉多州群山里的一座由原子大小的引擎驱动的钟。这个设备叫 NIST-F2，是世界上最精准的原子钟。它用铯原子内部的自然振动来定义“秒”。这个高度精确的钟表每 3 亿年只差一秒。只要它能正常运转，文明就会繁荣昌盛。

深埋在你大脑中的一小片只有 20 000 多个细胞的神经元，被称为视交叉上核，位于眼睛后面几厘米的位置。这里有人体的主起搏器，是人类体验的铯原子钟。它的自然节律是通过电输出、激素分泌和基因表达模式产生的，而且是可测量的。这些细胞的节律本能很强，即使把它们从大脑中切除出来，散落地放在盘子里，它们依然会有节律地以 24 小时为一个周期地脉动。它们控制着科学家所说的人体生物钟。它们就是老年时你变得很难睡一夜好觉的原因。

生物钟像一个顽固的独裁者一样独立地运转。但是它的日程安排可以被微调，这就是为什么我们对自己的睡眠还有一些控制力。通过视网膜投射，视交叉上核直接从眼睛接收关于时间的信息。这有助于它的输出节奏和地球的转动保持同步。然后视交叉上核利用这些信息让你晚上困倦，白天清醒。这不是控制睡眠的唯一因素，核心体温也很重要。应激激素皮质醇和消化也受到严格的昼夜节律的控制。能实现同步化，是因为全身散布着其他很多"子生物钟"，它们都和视交叉上核通信，就像手机对铯原子钟做出反应。

视交叉上核如何保持对睡眠的控制？这个神经节和很多脑区包括脑干进行交互。在产生睡眠周期上，脑干做了大多数重要的工作。视交叉上核通过激素实现节律性控制，其中就有它的"特许"激素——褪黑素。这种激素是由豌豆大小的器官松果体制造的，松果体位于视交叉上核后面几厘米的地方。晚上视交叉上核把松果体的龙头打开，褪黑素流入血液。它会一整夜在血管里循环，直到上午 9 点左右才真正减退。

变差的睡眠会带来认知损伤

为什么随着岁月的流逝，睡眠会从平顺变得支离破碎呢？研究者发现了老年人大脑中几个与昼夜节律有关的有趣变化，大多数与视交叉上核有关。

衰老不会影响视交叉上核中神经元的数量，也不会影响它的大小。如果将祖母和孙子的视交叉上核放在一起，仅从外部结构上看，无法判定谁是谁的。

但内部结构就不同了。随着变老，与视交叉上核相关的大多数节律系统会发生改变。电输出改变了，分泌相关激素的能力下降了，视交叉上核中引发节律的基因表达变弱了。这些对睡眠和唤醒都有重要的影响，尤其是对褪黑素和皮质醇的水平影响更明显。研究者相信这些改变会对整个身体产生影响，主要是影响晚上睡好觉的能力。这就是为什么祖母不能整晚安睡，而她孙子诺亚的睡眠过程顺滑得像糖浆。

这对祖母很重要吗？睡眠支离破碎会损害认知吗？过去研究者的回答是"不"。睡眠认知假设认为，大多数老年性认知缺陷的原因在于缺少睡眠。进一步的研究发现这种假设过于简化了，几乎可以说是错误的。研究者最初认为适用于年轻人的数据可以迁移到老年人身上。下面两个例子足以证明这种隐晦的年龄歧视是错误的。

记忆

就像有时候你的脑子里总盘旋着一首歌，甩也甩不掉一样，晚上大脑会一遍一遍重播白天发生的事情。在前文中我们提到过，这种过度播放有助于长时记忆的巩固。后来的研究显示，这种巩固只发生在60岁以下的人身上，因为大脑中的皮层神经网络在年老时发生了改变。这个网络由跨越大脑两个半球的回路组成，它们通常参与调节目标导向行为的情感。老年人的这些回路变得没那么活跃了。当研究者用给年轻人的测试来评估老年人睡觉时的加工能力时，他们没有表现出年轻人从睡眠中得到的益处。

执行功能

缺乏睡眠会使人丧失一些有益于社交的行为，包括执行功能。这些结果来自一项睡眠剥夺研究，被试主要是自愿参加的美国本科生。许多研究者假定老年人会表现出类似的障碍，但他们没有。对老年人进行的睡眠剥夺研究没有发现执行功能上的这些障碍，包括冲动的控制、工作记忆和专注力。

为什么睡眠缺乏没有伤害到老年人？有些研究者认为自然衰老引起的认知障碍已经够糟了，没有更糟的可能了。损害已经形成，它们也不会改善了。这个理念被称为地板效应。认知障碍已经低到了地板，不可能再往下了。

这种情况并非就意味着老年人在认识衰退方面只能束手无策。《旧约》中的一个启示给我们指出了正确的方向。

Brain Rules for Aging Well
大脑故事

《圣经》中有个人叫约瑟夫，他是族长雅各的倒数第二个儿子，是幅员辽阔的埃及王国的二把手。他通过世界上最奇怪的面试而获得了这个职位。在面试中，他解了法老的两个难解的梦，能力得到赏识。在第一个梦里，7头懒散的、肥硕又漂亮的牛从尼罗河里走出来，在附近的草地上吃草。很快又从河里走出7头丑陋的牛，骨瘦如柴，显然刚打过架。就像史蒂芬·金的恐怖小说一样，瘦牛变成了食肉动物，开始攻击它们胖胖的同类，把它们吞吃了。第二个梦也很恐怖，但人物不同（涉及致命的麦秸秆）。约瑟夫正确解读了这些梦，说它们是警告：埃及会有7年丰收年，紧接着是7年饥荒年。要想生存，人们需要早早耕种，为即将来临的饥荒储存粮食。

引申到我们的研究就是，如果想减少老年时的认知衰退，你必须在中年开始养成好的睡眠习惯。

睡眠研究者迈克尔·斯卡林（Michael Scullin）就是这么想的。他和同事为了寻找睡眠、衰老与认知衰退方面的联系，查看了近50年来相关的文献，总结如下："至少要在年轻和中年时保持良好的睡眠质量，改善认知功能，以避免老年时的认知衰退。"

· 大脑真相 ·

在中青年时期养成良好的睡眠习惯，是避免老年时认知衰退的最好方法之一。

The truth of the brain

现在养成的好习惯，在认知饥荒来临时就会收获红利。

目的二：为了清扫而睡觉

最近科学家发现了另外一个睡觉时起作用的功能——垃圾处理。

我的研究咨询工作和演讲活动有时需要我入住陌生的酒店，这会让我失眠。我可以从酒店的窗户看到一座城市的夜间作业：垃圾车轰隆隆地驶过空旷的街道，把垃圾运到垃圾填埋场；街道清扫车的声音更吵，它们把灰尘扫到路边。

大脑也需要收垃圾和清扫街道。白天大脑消耗热量会产生很多有毒废物，堆积在组织中。这些废物需要被冲走，就像城市垃圾一定要被运走，街道一定要清扫一样。

你的大脑自带这样的系统。它有很多排水系统，就像城市中的排水系统，很多会在晚上活跃起来。其中一个叫类淋巴系统，以下是它的工作方式。

神经元沐浴在含盐的液体中，就像它们最初发源的海洋。大脑中堆积的废物被倾倒到这些液体中，就像不负责任的公司把污染物倾倒到附近的河流中。可喜的是，由细胞、分子和管道构成的类淋巴系统就像资金充足的环保局，可以隔离垃圾，把它们从体液中抽取到血液中。这样，有毒废物被清除出大脑，早上你会把它们尿出去。这个对流系统在人们处在慢波睡眠时运行，学习的过程也在这个阶段发生。

随着年岁渐长，这个睡眠阶段会减少。

有毒废物在何时堆积

Brain Rules for Aging Well
大脑故事

即使在纽约这座因清洁工劳资纠纷而闻名的城市，1911 年的垃圾大罢工依然引人注目。

垃圾收集工和街道清扫工要求改善工作条件，官方拒绝了，引发了罢工。罢工慢慢发展，一开始工人们只是偶尔清除垃圾和街道上的废弃物。随着废弃物越堆越高，道路被阻塞，城市逐渐陷入瘫痪。官方的应对措施是雇用人破坏罢工，却遭到了罢工工人的攻击。垃圾越堆越高，阻塞了交通，发出可怕的恶臭，严重危及市民的健康。一场反常的降雪更是雪上加霜，落雪覆盖了被垃圾阻塞的街道。清洁工最关心的事变成了回去工作，把城市清扫干净。罢工一个月后，清洁工复工了，其间发生了大量的冲突，包括几起悲惨的死亡事件。

偶尔才清运越积越多的垃圾也是另一场冲突的核心问题，即慢波睡眠阶段发生在大脑中的冲突。随着年龄增长，视交叉上核的磨损导致睡眠变得支离破碎，慢波睡眠会减少。研究者认为如果没有慢波睡眠，清洁工会开始罢工，清运垃圾变成更偶尔的事情。就像 1911 年的垃圾大罢工，有毒物质堆积如山。

研究者认为，有毒废物的堆积超过一定的阈值后会损害大脑组织，也损害睡眠本身，然后导致更支离破碎的睡眠，更少的慢波睡眠，更多的损害。有些睡眠研究者提出假设，这种损害最终会导致行为改变，出现认知衰退和痴呆症。总之，功能不良的视交叉上核会使慢波睡眠减少。这不仅会导致清运垃圾断断续续，还会造成神经损害。

这只是一种观点，而且存在先有鸡还是先有蛋的争议。这个假设的恶性循环从功能不良的视交叉上核开始，以痴呆症结束。但分子垃圾的堆积有可能是因为睡眠障碍之外的其他因素，如遗传因素。如果是这样，那么只有当有毒废物堆积到更高的阈值时，视交叉上核才会出现功能障碍，才能触发接下来的步骤。以我们目前对睡眠的了解，研究者不确定视交叉上核是否是这种恶性循环的开端。

那这个假设是怎么来的？多年来研究者已形成共识：长期缺乏睡眠是导致很多神经退行性疾病的风险因素，包括帕金森病、亨廷顿病和阿尔茨海默病。若干年后研究者注意到，有时差的空乘人员尤其是飞国际长途航班的空乘人员，其海马萎缩的概率异常高，这是阿尔茨海默病的明显讯号。这一发现与流行病学的观点是一致的。最后研究者证明，昼夜节律紊乱会增加系统范围内的炎症和得不到清理的有毒废物。

相信类淀粉蛋白质假说的研究者用这个假设支持他们的主张，原因如下：不能清除掉有毒的 β 淀粉样蛋白导致了阿尔茨海默病中的损伤，而缺乏睡眠会使这些淀粉样蛋白碎片停留的时间更长。这就是缺乏睡眠是阿尔茨海默病的风险因素的原因。另外，你在醒着的时候，类淋巴系统的运转会显著变慢，β 淀粉样蛋白无法被清除。在假说中，这会导致痴呆症。

单单这一条就为所有年龄段的人晚上都要睡好觉提供了强有力的理由。但是理由绝不只有这一条。长寿和心智健康也是证明睡眠非常重要的坚实论据，它们是我们接下来要探讨的问题。

睡眠不足与死亡风险

出于专业方面的原因，很多科学家喜欢金发女孩的故事。这个故事可以很好地解释我们所研究的生物学过程中普遍存在的有趣倾向，行为过程也是如此。

老动画片《波波鹿与飞天鼠》（*Rocky and Bullwinkle Show*）里金发女孩的故事是我最喜欢的版本。金发女孩在树林里迷路了，发现了小熊一家的木屋，里面住着妈妈、爸爸和小奥斯瓦尔德（Oswald）。只有小奥斯瓦尔德的东西是刚刚好的，从麦片粥到摇椅，再到床上用品。爸爸妈妈房间里的东西，在金发女孩看来，不是超标了，就是还没达标。爱德华·埃弗里特·霍顿（Edward Everett Horton）声音洪亮的旁白响起，听起来拿腔拿调，充满了讽刺意味。这么多年过去了，现在看依然觉得很滑稽，而且依然有指导意义。

我在这里探讨的是为了获得最高的生活质量，理想的睡眠时间是多久。在享受高品质生活的同时，还能拥有尽可能长的寿命。正如你将看到的，数据呈倒 U 形：两个不令人满意的极端，中间是刚刚好的甜蜜点。

研究显示，睡眠中断不只不好，而且是致命的。睡眠达不到一定时间会影响人的寿命。通过对很多人的研究（21 000 对芬兰双生子），我们甚至可以得出结论：每晚需要 6 ～ 8 个小时的睡眠，不多也不少。睡眠不足 6 个小时，女性的死亡风险会提升 21%，男性的死亡风险会提升 26%。睡眠超过 8 个小时，女性的死亡风险会提升 17%，男性的死亡风险会提升 24%。为了获得最好的生活质量和更长的寿命，你的睡眠量必须"刚刚好"。听起来熟悉吗？金发女孩故事的相关性就体现在这里。

死亡风险指的是任何可能的致死原因。常见的死亡风险与年老有关：中风、心脏病、血液问题、2 型糖尿病、肥胖。令人吃惊的是，老年人的这些数字其实比年轻人低。例如睡眠不足会导致年轻男性的死亡风险提高 129%。这是怎么回事？为什么老人和年轻人之间存在着差异？目前还不知道。

大脑真相

The truth of the brain

睡眠过多或过少都会提高死亡风险，并且睡眠时间对死亡风险的影响存在性别差异。

你必须带着统计学的怀疑态度来理解这些数字。数据是确凿的，但统计数据不适用个人。所以，需要多长时间的睡眠因人而异。

我在"定律 8"开篇不久就提到不同国家的很多老年人都说存在睡眠问题。这个问题很重要有几点原因。一夜无眠会让你脾气暴躁；如果连续几天睡不好，你的认知就会受损，记忆功能、解决问题能力等各方面都会受影响。

更糟糕的是，持续睡眠不足和心理健康之间也存在消极联系。需要 30 分钟以上才能入睡的老年人更有可能患焦虑症。躺在床上的他们开始回顾所有的麻烦和困难，一遍一遍反复播放相同的忧虑。任何年龄段的人都有可能形成这种反刍的坏习惯，但老年人的担忧有独特的原因：他们觉得自己对头脑和身体缺乏控制力，尤其是如果身体患有疾病或者对财务状况和人际关系不确定时。很快 30 分钟过去了，他们还没睡着，床单却被汗水弄潮了。

抑郁症也和睡眠的断断续续有关。患有抑郁症的老年人常常入睡很快，但睡眠质量最差。

睡眠和心理疾病之间为什么存在这么讨厌的合作关系？我们不清楚。尽管我们知道睡眠和情感障碍密切相关，但不知道二者联系的方向。幸运的是，这并没有阻止研究者试图找到改善睡眠的方法。介绍一位卷起袖子搞研究的科学家，已故的睡眠研究者彼得·奥里（Peter Hauri）。

The truth of the brain

·大脑真相·

需要 30 分钟以上才能入睡的老年人更有可能患焦虑症。

早干预，早安眠

奥里博士的德国口音很重，他出生在瑞士，笑声爽朗、头脑思虑周全。移民美国后，他开始从事睡眠研究，很快崭露头角。多年来他一直在领导着明尼苏达州罗切斯特市的梅奥睡眠障碍中心。

奥里的一些研究观点上了报纸的头条。他建议人们取消闹钟；建议失眠症患者绝不要设法睡觉，因为这样只会让他们更清醒；建议人们像记录饮食一样记录自己的睡眠习惯。他的观点最后被编成了书《和失眠说再见》（*No More Sleepless Nights*），很多年来它都是治疗失眠的首选书。

以下列出了奥里的一些洞见和最新的发现，不过你需要根据自己的情况作出调整。奥里最先提出每个人的睡眠习惯都是独特的，"就像雪花"。他说这话时眼睛里一定闪着光。

1. 留心下午

睡一晚好觉要从留心上床前 4～6 个小时开始。睡觉前 6 个小时不要摄入咖啡因、尼古丁、酒精。据传酒精能助眠，但它其实是双相分子，既有镇静的作用，又有刺激性。一开始会让人困倦，之后刺激性就会发挥作用。喝酒之后，快速眼动睡眠和慢波睡眠阶段会变短，主要发生在临近天亮的那几个小时。锻炼对睡眠具有深远的积极影响，但应在一天中的早些时候进行锻炼。近年来我们越来越清楚地认识到，要想晚上睡得好，功夫要下在睡觉前。

2. 创建睡眠"养育箱"

在家里指定一个专门睡觉的地方，大多数人会选择卧室。不要在这个指定的地方吃东西、工作或看电视。只是在那睡觉。

3. 关注温度

理想的睡觉温度为 18.3℃左右。确保指定的睡眠中心凉爽宜人。如果需要，安装一个电扇。电扇除了能调节温度之外，还能提供稳定的白噪音，也有助于入睡。

4. 建立稳定的睡眠惯例

每天晚上在相同的时间走进指定的睡眠中心，每天在相同的时间起床，没有例外。如果一开始不能及时入睡，无法保证六或七个小时的睡眠，也要在相同的时间起床，由此重新设定你的惯例。

5. 留心身体的暗示

只要有可能，就在感到累了再上床。如果半夜醒了，不要在床上翻来覆去。如果躺了 30 分钟还睡不着，不要待在床上。起来读一本纸质书，枯燥乏味的那种最好。

6. 注意光

白天让光线明亮，晚上调暗灯光。这是在模拟我们祖先的大脑在广阔的非洲天空下所经历的场景。

7. 远离蓝光

也就是远离笔记本电脑、电视、移动电子设备或任何能发出波长为470纳米（蓝光的波长）的光的东西。研究证明，这种波长会被大脑误认为是日光，然后你会变得清醒。蓝色是天空的颜色，在人类历史上，大脑只在白天遇到过蓝色的天空。

8. 白天多和朋友交往

抑郁症和睡眠碎片化相关，社交是非常有效的抗抑郁剂。社交还会产生惊人的强大认知负荷，能让大脑得到锻炼，为晚上的慢波睡眠做准备。

9. 记录睡眠日志

如果你有严重的睡眠问题，而且考虑寻求专业帮助，那么记录睡眠日志很重要。用简单的日志记录你什么时候醒，什么时候上床睡觉，中间醒的次数。你可以在网上找到更复杂的模板，奥里的书《和失眠说再见》中也有可以用的模板。

这些建议中的大多数已经成为固定的规则，但是每个人的情况都不一样。我们列出了大多数基本原则，但没有考虑某些环境问题，比如慢性疼痛，以及所有的先天问题，比如遗传。我们想在这里探讨一个特定的问题：失眠。

在奥里去世前几年，研究者对一种治疗老年人失眠的方案进行了测试。这套治疗方案是由匹兹堡大学的研究者开发的，被称为失眠的简单行为疗法。

方法很简单。研究者用体动记录仪（包括测量动作活动的可穿戴传感器）和多导睡眠监测（包括监测脑波、心血管活动等）对每位老年人进行行为和生理测量，取得他们的睡眠基线数据。然后老年人参加了迷你课堂，了解睡眠的工作原理，包括拮抗理论。

之后，研究者向老人们解释研究任务：

第一，被试要减少躺在床上的时间（最少 6 个小时）。

第二，被试必须严格遵守日常时间表，每天在相同的时间起床，即使他们的睡眠质量很低。

第三，被试只能在犯困时再上床睡觉，无论几点。

第四，被试如果睡不着，不能长时间躺在床上。

研究者花了大约一个小时来传授这些理念，两周后用 30 分钟进行复习。他们会给老人们打几次电话，检查遵守时间表的情况。第四周时，被试会回到实验室，再次接受测试。

干预的理念是让老人们的睡眠时间表像钟表一样精准，打破失眠对老年人的控制。

看起来被试付出的努力不大，但 55% 接受治疗的老人在治疗结束时不再失眠了。之前非常严重的睡眠问题得到了彻底缓解。6 个月后，很多人的积极效果还在持续：64% 的被试睡眠得到显著改善，40% 的被试不再失眠。这个研究的有趣之处在于，被试根本没有接受心理咨询，也没有服用促进睡眠的药物就获得了这样的效果。这无疑是个好消息。毕竟老年人通常服用的处方安眠药具有非常大的副作用，而睡眠改善的程度却很小。

这个治疗方案很好地佐证了我们多次探讨的一个主题：生活方式的改变能够有力地抗击衰老的消极影响。"改变生活方式"意味着改变一生的习惯。始终坚持改变，你将会获得长期的积极结果。

到目前为止我们探讨了改善生活质量的方法，或许也是延长寿命的方法。如果只有一二十年的寿命了，那么你一定会想到一个问题：你能否阻止衰老的进程？你是否能给它开一张超速罚单，让它放慢速度，甚至完全停下来？接下来将要探讨延长寿命的尝试，为此，我们需要最后一次将科学与科幻区分开。

大脑定律的应用

Brain Rules
for Aging Well

- 科学家并不知道每晚确切需要多少睡眠，我们也不完全清楚人为什么需要睡眠。
- 拮抗理论是指睡眠周期不断承受着两个方向的拉力，一个来自试图让你保持清醒的激素和脑区，另一个来自试图让你睡觉的激素和脑区。
- 睡眠的主要作用不是恢复精力，而是加工记忆和清除大脑中的毒素。
- 随着变老，睡眠周期会变得断断续续，尤其是毒素被清除出大脑的那个睡眠阶段。
- 到中年时养成良好的睡眠习惯，如稳定的睡眠惯例，睡前 6 小时不摄入咖啡因、酒精或尼古丁是避免老年时睡眠问题引起认知衰退的最好方法。

Brain Rules
for
Aging Well

10 PRINCIPLES FOR
STAYING VITAL, HAPPY, AND SHARP

第四部分

用未来视野
规划大脑

测一测　关于让成熟的大脑自由，你了解多少？

7. 下列说法错误的是（　　）。

A. 通过干涉某些基因，可以延长昆虫的寿命

B. 人们 11 岁时的智商可以预测出大约 50% 在 77 岁时智商的差异

C. 人不是死于年老，而是死于发生故障的生物学过程

D. 给老年人注入年轻的血液，是目前能使人返老还童主要方法

8. 以下哪种说法无益于健康和长寿？（　　）

A. 在条件允许的情况下，永不退休

B. 常常怀旧

C. 不要怕悲观的心态，因为这是尊重内心

D. 多吃地中海饮食

定律 9
比长寿更重要的，是让大脑健康地老去

无数不知道怎么打发下雨的周日下午的人们却渴望长生不死。
　　　　　　　　　——英国小说家苏珊·埃尔茨（Susan Ertz）

我不想通过我的作品实现不朽，我想通过不死来实现。
　　　　　　　　　——伍迪·艾伦（Woody Allen）

你的邻居里是不是有一些生机勃勃的 80 多岁老人，他们住在独栋房子里，自己给草坪剪草，他们头脑敏捷，你甚至能从太空看到他们闪闪发光的头脑？他们有时会被称为"超级老人"，他们的思维和行为都不像那个年纪的人。如果测试记忆力，他们的分数会更像 50 多岁的人，而不像 80 多岁的老人。而且他们的寿命比平均寿命长得多。

关于长寿，超级老人能给我们什么启示？我们不禁要问，能有多长寿？至今为止，研究者和疯子已经探寻了几个世纪。

例如，把头冷冻保存，等到不知道多久以后的未来，科学发达到可以不造成损坏地解冻它，然后把它恢复为有意识的存在。一个相信不朽的人参加了 2016 年的总统竞选。他把一辆休闲车装饰成棺材的样子，车的侧面写着"不朽巴士"，开着在全国巡回。这位竞选者解释说："我坚定地相信，公民权之争的下一个主题会是超人类主义（transhumanism），我们是否应该运用科学和技术克服死亡，成为更强大的物种？"作为一名科学工作者，他对科学的信任让我倍感荣幸，尽管这种信任是错误的。

让格陵兰鲨活 500 多年，让我们活 100 多年，对于这些背后的烦琐生物学机制的认识，我们已经取得了巨大的进步。严谨的科学家在实验室里摆弄着动物衰老和寿命背后的生物学飞轮，成功地延长了这些生物的寿命。还有一些非科学家通过粗浅的研究，提出了人类永生的愚蠢主张。除了事实，他们没有改造任何东西。在"定律 9"中，我们会探讨这些问题。

首先，我想澄清一件事：年老就像青春期一样，不是病，而是自然的过程。人不是死于年老，而是死于个别发生故障的生物学过程，因为它们使用的时间太长了，从大多数人的情况来看，薄弱环节在于心血管系统。因此，科学家不认为年老是病态。这就是为什么没有试图"治疗"年老的科学家。他们并不是要发现为什么会出问题，而是在努力发现为什么会正常。

这是截然不同的问题。答案非常有趣。

大脑实验室
Brain Rules for Aging Well

出于某些原因，很多探讨这个问题的非常好的研究来自英国。这些昂贵的纵向研究从被试的出生追踪至今，考察从生理状况如何到心理是否平静的各个方面。名为国家健康与发展调查（National Survey of Health and Development）的研究开始于 1946 年，它一共追踪了 5 000 多人的生活经历。这项研究就像英国版的劲量兔子（Energizer Bunny），它还在继续。另一项研究是英国国家儿童发展研究（National Child Development Study），它追踪了 1958 年出生的 17 000 多名英国人的人生经历。最大型的研究是英国千禧世代研究（Millennium Cohort Study），它的研究对象是 2000—2002 年出生的 19 000 多人。这使它成为这类英国研究大家庭中的一个"小宝宝"。

研究已经呈现出了明显的模式。一个一致的发现和邻居家那些精神矍铄的老人有关。

研究者用非侵入性成像探究了这些超级老人的大脑，发现既令人震惊，又非常一致。这些老人的脑组织看起来不像典型的 80 多岁老人的大脑。他们的皮层依然很厚，充满活力，尤其是前扣带回皮质，这个脑区和认知控制、情绪调节、意识体验有关。这些改变表现为可测量的行为。科学家经常把这些敏捷的老年人称为"健康耄耋"（Wellderly）。

他们的认知表现似乎具有遗传性。一项苏格兰的研究在 1932 年测试了一群 11 岁孩子的智商，在 77 岁时再测一次。研究者发现只有一个因素能够预测这些老人的认知表现：1932 年时他们的智商。引用研究中一位遗传学者的话："被试 11 岁时的智商可以预测出大约 50% 他们在 77 岁时智商的差异。"这意味着人们青春期时测量的认知表现能够以惊人的准确性预测出其 60 年后的表现。其他因素都无法与之匹敌，外部活动、教育程度、体育活动都不行。

长寿是否也被刻进了我们的 DNA？其他研究者有些畏缩地说"是"。一些研究有了两个发现：一是长寿取决于很多基因的作用（"多基因的"）；二是可能存在基因等级，有些基因发挥着比其他基因更重要的作用。总的说来，25% ～ 33% 的预期寿命差异可以用遗传来解释。健康耄耋具有特别强大的基因构成。如果你的亲戚中有很多百岁老人，那你很可能也能活到百岁。

这对其他人有什么意义？健康耄耋的存在，以及某些特征与年龄无关，使研究者可以合理地提出这样的问题：是否真的存在青春之泉？如果能发现一些人长寿的秘密，那或许就可以找到延长其他人寿命的方法。这个了不起的壮举已经在实验动物身上实现了——其实根本不难。

· 大脑真相 ·

The truth of the brain

人们 11 岁时的智商可以预测出大约 50% 在 77 岁时智商的差异。

延长寿命的研究始于昆虫

我不知道蒙提·派森（Monty Python）喜剧团体是否知道，有一个基因是以其团体的名字命名的。这份荣幸来自《巨蟒与圣杯》（*Monty Python and the Holy Grail*）中的一个场景，瘟疫的受害者被人扛在肩膀上，要被运走埋掉，他说："我还没死呢！"接下来是关于他是否真的死了的争论。这种基因最初是在果蝇身上发现的，它真的能延长昆虫的寿命。

大脑实验室
Brain Rules for Aging Well

20 世纪 70 年代，迈克尔·罗斯（Michael Rose）的研究贡献在一定程度上使斯蒂芬·赫尔方（Stephen Helfand）能够分离出这种基因，这一切都与性有关。当交配期结束后，自然选择就会对我们失去兴趣。罗斯很认真地看待这个事实，然后提出这样一个问题：如果你抓来一群果蝇，直到很老了也不让它们交配，会怎样？对果蝇来说，50 天就是高龄了，所以答案很快就揭晓了。只有足够强壮的果蝇能活到把基因传递给下一代，那些没法在高龄时交配的果蝇贡献不了蝇卵。如果经过很多代这样的"年龄选择"，是否能创造出活得更长、到老依然有生育能力的动物？罗斯只等了 12 代就得到了答案。他选择出了长寿果蝇。最后他创造出了玛土撒拉①果蝇，通常能活120 天。

这些数据对后续研究的作用就像火柴对导火线的作用。研究成果大爆炸，使延长寿命的研究变得更具体、更严格，派森基因就出现在这个时候。科学家发现当昆虫的这个基因发生变异时，不需要等十几代就可以获得长寿。这个被称为印地基因（Indy gene），Indy 是"我还没死呢"（I'm not dead yet）的首字母缩写。真是一个很有创意的名称。

果蝇不是被研究者转化成《圣经》中人物的唯一生物。如今很多实验样品都具有了类似的结果，如酵母菌、老鼠。老鼠的研究价值最大，因为它们不仅是脊椎动物，也是像我们一样的哺乳动物。

对老鼠的研究始于吃饭，事实上，是不吃饭。科学家发现，被限制热量摄取的老鼠活得比正常喂食的老鼠长。我们之前探讨过这个发现。研究者推

---

① 玛土撒拉是《圣经》中的人物，据传享年 969 岁。——编者注

测和生长、新陈代谢相关的基因可能也与长寿有关。不出所料，老鼠活了大约两年。

　　研究者想探究能否通过干涉某些基因来延长寿命。因为有了杰出的遗传工程技术，他们能进行这样的研究了。研究者创造了一种实验室老鼠，除了一种基因功能不正常之外，其他方面都很正常。他们的目标是侏儒鼠体内的生长激素受体，这种老鼠被称为GHR-KO 11C，名字起得很随便。两年之后，这些老鼠还继续活着。当实验室庆祝老鼠第四个生日时，研究者非常确定这些老鼠不一般，但他们不知道有多不一般。GHR-KO 11C几乎又活了12个月，相当于人活了近180岁。

　　现在研究者知道如何延长很多熟悉的实验对象的生命了。一种有着饶舌名字的蛔虫取得了惊人的成功，它叫秀丽隐杆线虫（Caenorhabditis elegans）。改变被称为年龄-1的基因，可以使它的寿命延长到270多天，通常它的寿命只有大约21天。秀丽隐杆线虫270多天的寿命，相当于人活将近800岁。

　　尽管听起来很惊人，和癌症细胞的寿命仍没得比。

什么决定了预期寿命的上限

Brain Rules for Aging Well
大脑故事

　　如果有人告诉我，我博士后期间研究的癌症细胞得到了奥普拉的推崇，撼动了美国国家卫生研究院的领导地位，引发了与世界顶尖研究出版物之一有关的法律行为，我怎么都不会相信。如果我告诉你这些细胞来自一位我出生之前就已经离开人世的女士，而且在实验室我们必须将它和其他细胞严格隔离，以防污染，你可能也不会相信。然而情况就是这样。这些细胞被称为海拉细胞（HeLa Cells），是世界上最著名的人类组织之一。

　　海拉细胞的出身像奥普拉一样卑微。它属于亨利塔·拉克斯（Henrietta Lacks），弗吉尼亚的一名烟草农民。后来拉克斯搬到了马里兰州，在那里她被诊断出了致命的宫颈癌。医生在治疗期间未经她的允许，就取走了她宫颈肿瘤的样本，并送给了研究该领域的科学家。这种细胞因为未经允许就用来研究而变得恶名昭彰。研究者把她的细胞放在组织培养液里，想要了解癌症是如何发展的。

　　拉克斯死于1951年，但她的细胞没有死。和当时其他进行组织培养的细胞不同，这种细胞不断生长、分裂，直到现在依然如此。这就是为什么几十年后，作为一名年轻的科学工作者的我还能使用它们。它们相当皮实。科学家冷冻、解冻、分裂海拉细胞，把它们寄给其他科学家，只要给予适当的照顾，它们就会无限生长。

> 这听起来就像幻想，但科学家说拉克斯的细胞会永生不灭。现在我们知道，只要愿意，很多种人类细胞都能像癌症一样扩散，永生不灭。

是的，永生不灭。毋庸置疑，研究者一直在努力寻找其中的原因。

最后找到的答案一部分要归功于一位才华出众的科学家。颇具传奇色彩的老年研究者莱纳德·海弗利克（Leonard Hayflick）最早发现培养液中健康的细胞会死亡，是因为它们有一位分子会计，一直在记录它们分裂了多少次。一旦分裂次数超过某个阈限，会计就会让细胞停止分裂，导致衰老和死亡。超过之后细胞不再被允许分裂的这个阈限被称为海弗利克极限。

这位分子会计非常敏锐。即使你让细胞生长一段时间后，把它们冷冻起来，然后再解冻，让它们恢复分裂，这些细胞也不会把分裂数重置为 0，不会因此获得新的复制许可证。它们仍会从中断的位置开始计数。海弗利克提出这位会计应该被称为"细胞复制计数仪"。

他的研究工作引出了很多研究问题。细胞永生不死是因为它们的细胞复制计数仪不好使吗？如果对细胞复制计数仪进行隔离，我们是否就拥有了找到长寿分子基础的重要线索？

研究者确实发现了这样的细胞复制计数仪，发现它的科学家因此获得了诺贝尔奖。这位科学家不是海弗利克，而是旧金山湾对面的一位同行。细胞复制计数仪是如何运转的？在此，我们需要复习一些你从高中之后就没再了解过的生物学概念。

正如我们说过的，典型的细胞核里容纳着你的百科全书，是用 DNA 术语写就的。DNA 分为 46 条，每一条被称为染色体。在细胞生命的某个阶段，这 46 条染色体会看起来像小写的 x，细胞核就像一碗只有字母 x 的字母汤。

染色体的尖端对细胞的生存极其重要，它们是由 DNA 和一团蛋白质构成的特殊结构。整个尖端被称为端粒（telomere）。端粒的 DNA 由重复的片段组成，这种蛋白质的主要作用是阻碍一种重要的功能，我们在后文详谈。

就像所有有生命的事物一样，细胞喜欢复制，不过大多数细胞的复制是无性的，这个过程被称为有丝分裂。有丝分裂始于复制 DNA，也就是复制细胞的染色体。小小的复印机沿着染色体扫过，从头到尾忠实地复制了它们所看到的一切。复制完成后，细胞从中间分裂开，形成了"子细胞"。每个子细胞中都有每个染色体的副本。

复制过程存在一个令人烦恼的问题。当小小的复印机复制到染色体的尖端时，会碰到黏糊糊的端粒。机器会被卡住，没法复制这最后一小点 DNA。它会怎么做？放弃了，离开那里，DNA 最后的尖端没有被复制。这种放弃就像复印机卡纸一样经常发生。所有染色体都会遇到这种情况，细胞每次复制自己的时候都会卡纸。有些细胞每 72 小时复制一次，所以尖端每周都会变得越来越短。现在研究者知道尖端的不断截肢具有末日时钟的作用：当尖端被砍得足够多时，细胞就会死掉。

这种倒计时构成了海弗利克极限的基础。它是细胞复制计数仪的一部分，可以解释为什么我们只能在人世间活那么多年。

　　细胞就像被判死刑的囚犯一样，清楚地知道末日时钟在滴滴答答地向前。因为事关生死，你可能猜测细胞会提出某种制衡机制，避免致命的尖端缩短。猜对了。很多细胞拥有一种酶叫端粒酶。它的唯一任务就是找到染色体的分子残肢，用端粒序列补充尖端。但是端粒酶的工作做得并不好。大多数细胞的死亡时钟还在继续。这其实是好事。如果端粒酶可以补充任何它看到的残肢，就不会再有"时间到了"的信号，细胞会不受限制地复制下去。只要它们能获得足够的食物，永远都不会死。我们给这种不受控制地复制自己的细胞起了个名字——癌症。现在你明白为什么在拉克斯去世半个多世纪后我还可以研究她的细胞了吧。癌症使细胞的死亡成为可选项。

　　正如我说过的，你会感谢大多数细胞没有让端粒酶拥有不受限制的自由选择权，有些细胞中甚至没有端粒酶。所以会有细胞死亡、组织死亡，最后你死亡。由此产生了一个怪异的事实。在生物化学生存的扭曲逻辑中，死亡是避免你得癌症的自然方法。

　　我们曾经认为端粒酶是长寿的关键。当它的功能首次被发现时，研究者纷纷猜测，如果能设法让它变得足够长，我们就能活得更长。各种尝试证明这种想法是错误的，因为我们得到的是患上更多的癌症。了解端粒和端粒酶很重要。伊丽莎白·布莱克本（Elizabeth Blackburn）等人因为发现了它们的功能而获得诺贝尔奖。

　　长寿与端粒酶之间可能存在着尚未探明的关系，但考虑到长寿的复杂性，我们距离用遗传技术来使人类的寿命达到 500 岁还差得远呢。我们依然在设法让大多数人能活过 100 岁。

长寿基因的兴衰

历史学家爱德华·吉本（Edward Gibbon）可以让我们对复杂性有更深刻的认识。他童年时多病，成年后恋情遭到父母的反对。他没有理会痛苦的当下，而是把聪明才智用在研究过去上——古老的过去。吉本成为罗马历史的专家，在美国独立战争期间出版了几部杰作。他最著名的作品是《罗马帝国衰亡史》。吉本的核心主题是罗马不是一下子衰亡的，不是被帝国的心脏病击倒的，而是几千个针孔造成的出血量越积越大，最后导致灭亡。这些针刺包括集体的自我为中心（公民失去了他所说的"公民道德"）、军事力量薄弱（国防被外包给不受约束的雇佣兵）和基督教（希望过更好的生活导致对当下不感兴趣）。根据他的观点，这些文化上的小口子让当时最大的帝国之一慢慢流血而死。

各种因素对衰老和长寿的作用就像吉本的核心主题。我们的衰亡源自很多随机的退化过程的累积。长寿基因的累积作用徒劳地与之相抗衡，端粒酶可能就在其中。

我想提几个对长寿具有重要贡献的其他基因：乙酰化酶（sirtuins）、胰岛素样生长因子 1（insulin-like growth factor 1）和 mTOR 通路。

乙酰化酶

如果我们有办法让这个听起来很有贵族气质的蛋白质家族中的一些成员过度制造，那么一些通常的实验室生物的寿命就会被延长，比如酵母菌、蛔虫、果蝇和老鼠。过度制造乙酰化酶的老鼠对感染性疾病的抵抗力更好，身体耐力更好，器官功能得到了全面改善。

你不需要像老鼠一样依靠基因工程来促使乙酰化酶过度制造。摄取听起来很有异国情调的生物化学物质，比如查耳酮、黄酮、花青素和白藜芦醇，也具有同样的作用。水果和蔬菜中存在前三种分子，最后一种可以在葡萄酒中找到。科学家猜测像地中海类和 MIND 类这样的饮食（用葡萄酒送服）能减缓衰老，是因为它们富含各种蔬菜。

胰岛素样生长因子 1

这种基因通过减少自我生产来延长生物的寿命。和乙酰化酶不同，你身体里的胰岛素样生长因子 1 越少，你活得越长。注意我用的词是"你"，因为这个发现在人类中得到了广泛的证实。第一篇相关论文的标题说得很全面："低水平的胰岛素样生长因子 1 预示着人类会特别长寿。"

进一步的研究显示，这些长寿效应就像美国教育法修正案第九条（Title IX）一样见人下菜碟。低水平的胰岛素样生长因子 1 能够预测女性的长寿，而不能预测男性的长寿，除了一种不幸的情况——男性已经患过癌症。只有在这种特殊情况下，胰岛素样生长因子 1 的减少对男性来说才是恩赐。鉴于这种基因的名称中带"生长因子"几个字，所以过高的水平会导致癌症也就不足为奇了。

mTOR 通路

最后一种的有趣之处在于它的结构和分子工作描述，注意它被称为通路。这个通路其实是一组含蛋白质的分子，它的作用一部分像维生素，一部分像精神病医生。mTOR 通路促进生长——这部分像维生素，但当细胞遇到应激事件时它会做出反应——这部分像精神病医生。降低这个通路的发送信号能力，由此抑制它的两种功能，能够延长实验室生物的寿命。就像乙酰化酶，它对健康是有益的：能够加强免疫功能，阻止老年性心脏功能衰退。

最近研究者找到了降低这个通路活性的方法。不需要基因工程，只需要服下一粒药。你没有看错。让实验室动物吃下一粒药，就可以延长它们的寿命。其中有效的成分是雷帕霉素，一种免疫抑制性抗生素，同时也是抗癌药物（这里再次出现了癌症和长寿的关系）。它会和 mTOR 通路相互作用，将雌鼠的寿命延长 30%。

抗衰老药物真能延长寿命吗

雷帕霉素不是唯一接受研究的药物，21 世纪也不是唯一一个通过服药来寻找青春之泉的时代。记者美林·法布里（Merrill Fabry）在《时代周刊》上发表了一篇文章，创建了一条争取长寿的历史时间线。一段古梵文宣称延年益寿的方法是吃黄油、蜂蜜、黄金和某种根茎粉末的混合物，而且要在早上沐浴之后服用。弗朗西斯·培根这样博学多才的人也提出洗澡能延长寿命，还要配合健康剂量的鸦片。内科医生查尔斯·吉尔伯特 - 戴维斯（Charles Gilbert-Davis）在 1921 年写到，给患者静脉注射小剂量的镭①会产生惊人的效果。如此延长寿命也是令人哭笑不得。

有些古人宣称能延年益寿的不是你吃进去的东西，而是你吃的方式。据说，古代的一位炼金术士建议皇帝只用金子做的餐具吃饭。金子被从朱砂中提取出来，然而，提取过程中必然会被有毒的汞化合物污染。

这些建议如今听起来很愚蠢，但不应完全漠视这些祖先，他们的一些观点后来被证明是有价值的。很多 21 世纪的研究者依然在进行长寿的药理学竞赛。下文列出了几种著名的药物，目前一些受尊敬的实验室在研究，或者一些受尊敬的公司在营销。它们都想赢得长寿竞争。如果成功了，一等奖将会价值数万亿美元。

二甲双胍（Metfomin）

这种药体现了科学界的狗屎运，因为美国食品与药品管理局一开始批准它为治疗糖尿病的药物。几年前，一群从事流行病学研究的研究者在探究二甲双胍的潜在长期副作用时，注意到一件奇怪的事情：服用它的人比非糖尿病的控制组活得更长，而且他们更少患中风和心脏病。或许这就是他们长寿的部分原因。他们的认知衰退也显著减缓。进一步的研究显示，二甲双胍会作用于细胞的线粒体，这些小小的结构就像手机电池，可以提供能量。目前研究者正在紧锣密鼓地研究二甲双胍有可能延长人类寿命的性质。

---

① 这种致癌元素害死了它的发现者居里夫人。居里夫人死于再生障碍性贫血，因为她把这种化学物质放在自己的口袋里。

孟鲁司特（Montelukast）

孟鲁司特与其说是全身长寿药，不如说是全脑长寿药。它对老鼠的老年性认知衰退具有深远的影响。研究显示对患痴呆症的动物，孟鲁司特几乎能完全恢复它们的认知功能。因此这是非常适合大脑的抗衰老策略。对治疗神经退行性疾病感兴趣的研究者自然会注意它。孟鲁司特通过攻击白三烯来发挥作用，白三烯是与人类肺部炎症有关的生物化学物质。这和改善认知功能有什么关系还完全是个谜。

基底（Basis）

极乐健康（Elysium Health）推出的这种药物吸引了媒体的广泛注意。如此引人注目，主要是因为公司的顾问委员会中至少有 6 位诺贝尔获奖者。这种蓝色的小药物叫基底，由蓝莓提取物和其他成分组成。

基底中的有效成分来自一种天然生物化学物质——烟酰胺腺嘌呤二核苷酸，已知它能够延长老鼠的寿命。还记得长寿基因家族中的乙酰化酶吧？烟酰胺腺嘌呤二核苷酸根据乙酰化酶基因的指令编码蛋白质，使某些新陈代谢过程能够有效地发挥功能。然而，随着年龄增长，烟酰胺腺嘌呤二核苷酸的水平会降低。如果能提升它的水平，寿命是否会延长？目前没人知道。它作为一种补充剂被推入市场，避开了美国食品与药品管理局的审查，让诸多科学家对其抗衰老的说法嗤之以鼻。公平地说，极乐健康公司也持有这样的态度。他们说基底的目的是"细胞健康"，毕竟年老不是一种病。

就像所有发明抗衰老药物的努力一样，基底还任重而道远。

年轻的血液真能逆转衰老吗

就像被授予世袭的头衔一样，很多古文明相信青春活力可以传递给老年人，让他们强壮、生龙活虎。正如法布里的时间线告诉我们的，因为相信这种传递作用，古罗马癫痫病患者会喝角斗士的血，认为其不仅能治愈癫痫，而且能使他们强壮，充满活力。1 000 年后，文艺复兴时期的牧师马尔西利奥·费奇诺（Marsilio Ficino）提出了类似的主张，认为老年人喝年轻男性的血可以恢复青春。300 年后，一位德国医生的建议完全跳过了血液，提出老年人应该躺在年轻女性旁边，不是为了做爱，而是为了让青春活力以某种神秘的方式传递。

没有一种方法管用，今天活着的人没有一个是从几百年前活过来的。但这并没有阻止当代科学家探索有什么是年轻的身体所拥有的，而老年的身体没有的。如果能找到，然后把缺少的东西补充回去，或许老年人能恢复青春。

事实证明这种方法具有一些科学价值，至少理论上是这样。早期的线索来自一种被称为异种共生（parabiosis）的实验技术，通过手术把两个生物的血管连接在一起。具体做法是，切掉二者的一小块皮肤，把暴露的部分缝合在一起，在伤口愈合的过程中，它们的毛细血管会连在一起，这样它们就会实时地共享血液。老年科学版的异种共生就是把老年动物和年轻动物连起来，然后研究老年动物的变化。从概念上看，这和费奇诺的观点没有很大区别。

研究者做了这些实验，似乎证明老牧师说得有理。老年老鼠的肌肉变得更强壮，心脏变得更健康了。几乎每个接受测量的器官都表现出了积极的改变，包括大脑。

大脑实验室
Brain Rules for Aging Well

最著名的大脑异种共生实验之一来自斯坦福大学托尼·怀斯－科瑞（Tony Wyss-Coray）的实验室。它的著名，是因为实验有效。在把老鼠成对连接，并让它们的循环系统混合了一段时间后，他们观察到老年老鼠的大脑发生了结构和功能的改变：整个海马的树突密度增加了，突触的可塑性更强了。怀斯－科瑞的实验室开始寻找改变的神秘来源，他们发现秘密在于年轻老鼠的血浆。老年老鼠的学习能力、工作记忆、空间能力和恐惧调节反应都年轻化了。在怀斯－科瑞看来，这些老鼠变年轻了。他在发表于《自然医学》（*Nature Medicine*）上的文章中写道："我们在此报告，老年动物接触年轻血液能在分子、结构、功能和认知层面，抵消并逆转之前已经存在的大脑老化。"

这是很值得探讨的事情。怀斯－科瑞用"重启老化时钟"来解释他的实验，用"返老还童"这样的字眼来形容他所取得的成功。他的热情促成了对人的临床试验，即给阿尔茨海默病患者注射年轻人的血浆。最初的实验已经完成，实验室正在评估结果。

怀疑的态度就像科学世界中的储备货币，并非每个人都对他的解释充满热情。哈佛大学的科学家艾米·韦杰斯（Amy Wagers）从事的是类似的与年老相关的异种共生研究，她认为返老还童的说法太夸张了。她在《自然》杂志的采访中解释说："我们不是在逆转衰老，而是在恢复功能。"她认为年轻的血液只是帮助老年人修复系统。正如我们探讨过的，随着变老，这些系统一定会出现功能问题，老年生活最困难的部分就是由这些功能问题造成的。

越平稳，越适合

从基因到药物，再到交换血液，应该如何看待所有这些努力？毫无疑问，这些科学进步是令人惊叹的。但是实验室里的惊叹和真实世界的实用性是两回事。目前我们不知道对找到青春之泉是否能持乐观的态度。数据并不友好，由于所涉及的问题非常复杂，可能需要很长时间才会有进展。从研究的角度看，需要解决两个不同的问题——长寿和老化，但没有一个会让我们得到永生。

以长寿基因为例，研究者已经成功地延长了实验室动物的寿命。然而对人类来说，这些基因带给我们的不是长寿，而是癌症。

与之不同的，是很多与老化相关的药物研究和可能是所有的异种共生研究。减轻功能失调的修复系统造成的损伤，必然会使我们的老年生活更舒服，甚至能治愈阿尔茨海默病，但是不会让我们永生。可见，人们依然没有找到逃离死亡的明确出口。最后，可悲而又可以肯定的是，不朽巴士终将开上这条通向终点的冷酷无情的高速路。

当然这并不意味着毫无希望，或许只是应该悲观地对待变老的过程。在人类历史上，没有比现在更适合变老的时候了。现在，我们有很多方法可以使变老的过程尽可能平稳。

我们接下来，也是最后将要探讨这些希望和乐观。我们将探讨退休后的理想生活是怎样的，它和那些人生赢家的日常生活如何旗鼓相当。

大脑定律的应用

- 老化不是疾病，而是自然的过程。人不是死于年老，而是死于发生故障的生物学过程。
- 遗传可以解释 25% ～ 33% 的预期寿命的差异。
- 海弗利克极限是超过它之后细胞就不再分裂的阈限，这会导致细胞退化，最终导致生物体死亡。

定律 10
永不退休，常常追忆

我的想法是，尽可能晚地英年早逝。

       ——阿什利·蒙塔古（Ashley Montagu）

往事一去不复返。

       ——威尔·罗杰斯（Will Rogers）

Brain Rules for Aging Well
大脑故事

电影《魔茧》讲述了一个关于衰老的有趣故事，是外星人题材和养老院题材的混搭。这部电影的导演是前童星朗·霍华德（Ron Howard），电影在商业和口碑上都取得了成功。它收获了奥斯卡两项大奖，其中一个是最佳配角奖。

电影一开始，三位穿着泳裤的老绅士在他们的养老院里穿行。我们看到的是养老院里典型的景象：坐着轮椅的老人，用助行架拖着脚走的老人，给非卧床老人开设的锻炼课，目光空洞的男男女女。三位绅士经过一个身体出现紧急状况的卧床老人，急救团队一片忙乱，在一堆液体和管子与各种各样的设备混在一起。

三位老人溜进旁边的游泳池，这个游泳池具有神奇的能力，能让他们再次变得年轻、有活力。游了一会后，他们就像被静脉注射了一罐红牛一样活力十足。不仅是生理上的改善，其中一位老人的视力变好了，可以重新开车了。另一位老人的癌症奇迹般地治愈了。这部电影令人感动是老人们的变化，以及他们对重获青春的感恩。尽管电影中有外星人，但它提出了一个好莱坞电影很少涉足的主题：变老是什么样。

　　这部电影中老人们的改变让我想到了本书开篇的那个故事。还记得兰格令人难忘的逆转时钟的研究吗？研究发生在修道院里，而不是游泳池里，被试就像《魔茧》里的老人一样变得充满了活力。当时我说过，这本书会讲述他们发生了什么，现在是时候说明一下了。

　　老年人应该怎么设计他们的生活？现在我们有了用脑科学回答这个问题所需的大多数材料。在"定律 10"中，我们将探讨这种设计，特别聚焦于退休后应该做什么。我们不会获得外星人造访养老院时所创造的奇迹，但相比在孤零零的大楼里呆滞地坐着，我们有好得多的建议。

尽可能地选择不退休

Brain Rules for Aging Well
大脑故事

　　退休的理想年龄是多少岁？不要把查尔斯·尤格斯特（Charles Eugster）作为范例。这位运动员出生于 1919 年，在 97 岁之前，他一直像失控的火车头一样隆隆地行驶个不停。一次他感叹道："退休是你能对自己做的最糟糕的事情之一。"

　　尤格斯特看起来像典型的英国将军：有皇家风度，词汇丰富，有一口糟糕的牙齿。最后一点令人困惑，因为他是一位退休的牙外科医生。

　　他还是老年健身领域的传奇。尤格斯特保持着老年组 60 米、100 米、200 米的径赛成绩纪录。他在世界赛艇大师赛中赢得过 40 块金牌，4次取得老年组世界健身冠军。如果上网搜，会看到他跑步、拳击、举重的照片，他咧嘴笑的样子犹如照亮明天的灯塔。

尤格斯特和退休不共戴天，他认为这种敌意对他的成功至关重要。他曾解释说："你可以参考一下英国女王，她的时间表很可怕。她不会在白金汉宫的公园里慢跑，但很多时候她会站着。她不常坐着，因为坐着不健康。最重要的是她有工作。"

房间里的脑科学家都十分赞同。人们设想退休后的生活无忧无虑，可以享受悠长的旅行，做自己一直想做的事。事实上退休人员的无忧无虑只能维持一小段时间。一开始你会体验逃出樊笼的快感，但很快你就会感到消极。美好的退休生活只是一个神话。

其实对大多数人来说，退休是充满压力的。在霍姆斯－拉赫生活压力清单（Holmes-Rahe Life Stress Inventory）的前43种压力中，退休排第10，仅次于"家庭成员的健康或行为发生重大改变"。依据是什么？准备好接受统计数字的连续射击吧，准备好从身体健康和心理健康的角度颠覆关于退休的既定观念吧。这些数据都是相关性的，但它们足以粉碎退休的神话。事实证明，退休会增加死亡的可能性。

如果你选择不退休，死亡的风险会降低11%，这相应地提高了你的生存可能性。

· 大脑真相

The truth of the brain

如果你选择不退休，死亡的风险会降低11%。

　　研究者有一种共识，即认为退休人员的身体健康状况通常比依然上班的同龄人差。他们出现心血管疾病比如心脏病发作或中风的可能性会增加40%。血压、胆固醇和体重指数会上升到不健康的水平。

　　退休人员面对的不仅是心血管系统的威胁，还有患癌症和糖尿病的可能。到处走对退休人员来说会变得更困难，因为他们更有可能得关节炎。退休老人出现慢性健康问题的整体风险是21%，上班老人的风险大约是这个数字的一半。

　　退休人员的心智能力同样在走下坡路。和工作的同龄人相比，退休人员的流体智力分数迅速下降，而且下降得不少。在测试中，退休老人的水平只是在职老人的一半。记忆分数大约比在职老人低25%。退休就好像在书写未亡人的讣告。

　　心理障碍的风险也符合这种令人沮丧的统计趋势。退休使患重度抑郁症的可能性提高了40%，患其他类型痴呆症的风险也增加了。如果你在65岁，而不是60岁退休，患痴呆症的风险会下降15%。下降的速度也已量化。60岁后每工作一年，患痴呆症的风险就会下降3.2%。

　　结论是什么？对于理想的退休年龄，科学研究给出了一个简单的答案。

　　那就是"永远不退休"。

　　这个答案很令人信服，但在现实生活中不能搞一刀切。每个人在经济状况、家庭成员的亲密度等问题上的情况各不相

The truth of the brain

大脑真相

延迟退休或永不退休，能降低你患抑郁症、痴呆症甚至是死亡的风险。

同。不是每个人的身体都能承受一直工作，也不是每个人都愿意一直工作的。数据的说服力可以提供广泛的建议，但这些建议也不是放之四海皆准的。如果你相信这些数据，就听从这条建议，否则就忽略它。

怀旧的力量与背后的神经科学

在一个小时一个小时地探讨顺利度过老年阶段的计划之前，我想说一说肯德基的炸鸡。每当看到肯德基餐厅外面老式转筒里依然有几块鸡在架子上的图片时，我就会产生怀旧之情。回想我和妈妈经常光顾肯德基餐厅的那个时候，肯德基的创始人哈兰·山德士上校（Colonel Harland Sanders）还健在，他卖掉公司，对肯德基的产品变得如此糟糕感到很气愤。他把劲脆配方称为"粘在鸡肉上的该死的炸面团"。山德士上校有着丰富多彩的过往。他卖过轮胎，买过旅店，创建过渡船公司，油漆过谷仓，有过几段婚姻，参与过死了人的枪战。

他的大多数成功是在老到可以领养老金之后取得的，这个例子很好地说明了不退休的巨大力量。1952 年 62 岁的他出售了第一个特许权。在接下来的 10 年里，他继续推广他的产品，看着企业发展壮大到几百家餐厅。1964 年他把肯德基以数百万美元的价格卖给了未来的管理者，然后发表各种对肯德基食物的不满。他以 90 岁高龄离世。

这样的不退休太赞了。每次看到高空中旋转的炸鸡桶时，我就会陷入这些回忆中。

作为对长寿感兴趣的人，上校的故事至少包含两种不那么神秘的配方。第一个是工作，工作提供了生活的目标、日常事务，以及比退休人员大25% 的社交网络。第二个是怀旧，怀旧能鼓舞人。

　　大多数广告专业人士、流行文化大师和历史学家深知"美好往昔"无坚不摧的力量。但是当得知严肃的脑科学认为怀旧对我们有益时，人们还是不免会吃惊。怀旧对认知有很多益处。英国的研究者主导了这类研究，社会心理学家比如康斯坦丁·斯迪基德斯（Constantine Sedikides）和蒂姆·维尔德舒特（Tim Wildschut）让我们对美好回忆对不太美好当下的影响有了更广泛的理解。

　　斯迪基德斯和维尔德舒特根据 1998 年版的《新牛津英语词典》来定义怀旧，即"对过去的眷恋或思念"。他们没有像英语专业那样从语言角度衡量它，而是开发了一种名叫南安普顿怀旧量表（Southampton Nostalgia Scale）心理计量测验，旨在评估一个人在各种特定时间的怀旧程度。一种叫事件反思任务的研究工具能够在实验中诱导怀旧。

　　怀旧[①]通常被描述为一种认知流沙。过度沉迷于怀旧，人会陷在过去，无法自拔。

　　研究者的发现出乎意料：怀旧其实是有益的。经常怀旧的人比不这样做的人心理更健康。这既有行为层面的原因，也有细胞和分子层面的原因。

　　这就是我们接下来要讨论的观点。

　　和很多夫妻一样，我和妻子也有"我们的歌"，会让我们想起约会的那些日子的歌曲。那首歌是小河合唱团（Little River Band）的《回忆》（*Reminiscing*），唱的是一对夫妻回忆让他们想起恋爱时光的老歌：

[①]"怀旧"字面的意思"回乡之痛"，它被认为是中世纪的士兵因为太渴望回家而出现的身心问题。

> 岁月已逝，
> 每当听到我们最喜欢的歌，
> 回忆如泉涌。
> 往日一去不复返，
> 我们花几个小时追忆。

这首歌如今成了电梯背景音乐，每当听到这首歌，我们就会停下来，相视而笑，互相亲吻，有时会红了眼眶。我们称之为"我们的歌综合征"。写这本书的时候，我们已经结婚超过 35 年了，那是我人生中最幸福的日子。

怀旧为什么具有这样的力量？它对大脑有怎样的作用？这和退休计划有什么关系？科学界对怀旧的兴趣越来越浓，或许是因为我们都会变老。怀旧能促进所谓的自我连续性，将过去的你和现在的你连接起来。用术语说就是，一种时间上的自我稳定，自传式记忆的痕迹和当下的经历被整合在一起。以下是研究者发现的事件顺序：首先，开始怀旧；其次，自我连续性分数提高；最后，大脑发生有益的变化。具体是什么样的有益变化？

1. 怀旧提升"社会联结"分数

社会联结是属于某事物或某个群体（比如部落、麋鹿俱乐部或最伟大的一代），或者被其他成员接纳的主观感觉。

2. 高水平实现的幸福感增加

"高水平实现"的意思是"充分实现潜力所产生的成就感"。这听起来有点语焉不详，究竟什么是全部潜力，但它会产生精神影响。你感受到的"高水平实现"越多，就越不可能出现情绪障碍。高水平实现的幸福感对重性抑郁症的抵御作用就像大蒜对吸血鬼的抵御作用。

3. 积极的回忆优先

尽管怀旧经常被描述为"有苦有甜"，但研究者发现回忆中的甜比苦多。积极回忆的优先趋势很明显，甚至在大脑扫描中都能体现出来。

这三个方面的提升会作用于日常生活中最实用的地方。经常怀旧的人比较不怕死；共同的回忆会拉近长期伙伴的关系；在怀旧中度过美好时光的人对陌生人会更慷慨，对外人也更宽容，尤其是与自己存在社会差异的人；感官信息也会发挥作用，在比较冷的房间里，怀旧会让人感到温暖，虽然没人提升房间的温度。

当研究者用非侵入性成像查看大脑时，他们发现了怀旧为什么以及如何施展它的行为点金术。当人们怀旧时，某些记忆系统开始超速运转，主要是海马，因为海马参与了大脑中大多数的记忆系统。

怀旧激活的不只是记忆，还有黑质等脑区。两个脑区都和产生奖励感有关，都需要使用神经递质多巴胺。

这种刺激模式具有两种有趣的影响。第一，当你回忆时，大脑会给予你奖励，因此你想反复回忆。第二，回忆能激活一种与学习、运动功能有关的神经递质，而不只是随着年龄增长会衰退的奖励。

我们突然明白了兰格逆时钟实验为什么会产生惊人的效果。怀旧不仅会影响被试的态度，还会影响他们的身体。他们的视力改善了，甚至玩起了触身式橄榄球。由于多巴胺不仅影响大脑，还会影响运动功能，所以特定的脑区中多巴胺的刺激似乎是所有这些积极结果背后的机制。怀旧很擅长这种事情，大多数老年大脑存在严重的多巴胺不足，所以这对我们来说是个好消息。毕竟，多巴胺是非常有用的神经递质，能保持大脑和身体的良好功能。

总之，就是要多多怀旧，多多回忆。应该回忆多久之前的事情呢？什么样的回忆最好呢？显然，你的回忆越详细，你不得不喂给怀旧巨兽的数据点就越多。那么老年人记得最清楚的事情是什么？这就是接下来要探讨的内容。

时光短暂，记忆永存

《玩具总动员 3》里有一个让我和妻子看不下去的场景。小男孩安迪长大了，要去上大学。前两部电影中陪伴他的那些玩具，对现在的他来说太幼稚了，他把玩具收拾到箱子里，清空了他的房间。在电影的结尾部分，即将离开家的安迪和他妈妈走进几乎空空如也的房间。妈妈突然停下，看了看四周，眼睛湿润了，陷入了回忆中。注视着儿子曾经的房间，她喉咙发紧，强忍住泪水。安迪安慰她："妈妈，没事的。"她轻声说："我知道。只是……我希望能一直和你在一起。"她突然转过身，紧紧地抱住儿子。

这个场景让我们难以接受，是因为虚构的儿子安迪和我们真实的儿子乔希年龄相仿，他离家上大学时也会有类似的情景。

像大多数孩子一样，乔希会在 20 岁左右上大学。对老年学家来说，这是一个重要的年龄（没错，他们研究 20 多岁的人）。他们的研究发现，此时你可以在自己的退休计划中加入一个重要的部分。

这种现象需要查看一生中记忆的生产总值。如果你问一群 80 多岁的老人，他们记忆最深刻的事件或经历或事物，很快会有两个发现：一是检索是不均衡的；二是你会得到相同的检索反应曲线。曲线看起来就像未完成的骆驼的双峰图。它测量的是包含自传式记忆的检索系统。

这个驼峰形状的图形从零开始，保持一小段时间，因为没人能记住两三岁之前的很多事。检索很快提升，20 岁达到峰值。这个峰值构成了驼峰的第一个顶部。25 岁之后检索开始下降，30 岁时下降迅速，45 岁左右时成为一条平线。这条平线就像驼峰之间的鞍子。然后回忆又开始缓慢爬升，在 75 岁时达到第二个低得多的顶峰——大约是第一个的一半。这就是第二个驼峰。这样你就得到了一个未完成的双峰驼轮廓。

这些驼峰反复出现，于是科学家给它们取了名字。比较低的驼峰被称为"近因效应"（recency effect），表示相较于年代久远的事情，我们能更好地记住新近发生的事情。较高的驼峰体现了 20 岁左右时明显的偏差，我们能够更好地回忆起青春期末 /20 岁中期时发生的事件。这个驼峰也有个名称，叫"怀旧性记忆上涨"。这种现象被称为检索偏差。

有一种理解检索偏差的更简易的方法，那就是提出一个简单的问题：一生中最有意义的经历发生在什么时候？尽管这个问题很主观（"有意义"究竟是什么意思），但我们得到了明确的发现。如果问退休的专业作家，多大时读的书改变了他们的人生，会得到一致的回答：75% 的人在 23 岁时读到了最有意义的书。如果问其他老人，他们听过的能够界定"他们那代人"的最好的流行音乐是什么，答案会很相似：他们在 15 ～ 25 岁听到的音乐。如果问老年人什么电影能够界定他们那个时代，他们的回答也能大致猜到：他们 20 多岁时看过的电影。最重要的政治事件？一定是他们 20 多岁时发生的政治事件。社会事件的情况也类似。不仅美国老人，全世界的老人都存在这种明显的检索偏差。

　　我的怀旧性记忆上涨发生在 1976 年，那一年瑞茜·威瑟斯彭（Reese Witherspoon）出生。那一年就像昨天一样历历在目，显然我的大脑依然认为它们发生在昨天。那时我刚刚考取了驾照，我记得汽油的价格是不到一美元（59 美分）一加仑 ①，电影的平均票价大约是两美元，中西部一栋四个卧室的房子价值 36 500 美元。令人吃惊的是，当时美国的年平均收入为 9 000 美元左右。

　　那是美国建国 200 周年，所以尤其难忘。那年出版了很多畅销书，有些至今仍然广受欢迎。那年的流行音乐很有活力，属于摇滚风格。当时《飞越疯人院》刚刚上映。一家名叫苹果的私人小公司在 4 月成为有限责任公司。

　　1976 年真是不平凡的一年。回想那段日子能带来宽慰，因为它可以让我暂时不去想孩子将要离家去上大学。

　　除了怀旧性记忆上涨和想一想上高中时最热门的音乐之外，老年人的大脑还会发生神秘的事情。

　　从 60 岁初开始，出于某些不知名的原因，过去的某些记忆会开始浮上表面。它们可能是过去老师的面孔，可能是初中时的舞会、广告语或伍尔沃斯（Woolworth）百货商店的气味。

　　它们可不是来自过去的闪亮的记忆碎片，而是有着特定标识符的全面的记忆痕迹。这些记忆很遥远，几十年来你从没有刻意去想它们。它们惊人的清晰，就好像真的发生在昨天。它们一定是怀旧性记忆上涨中的记忆。科学

---

① 一加仑约为 3.8 升。——编者注

家把这些挥发性记忆称为"被永久存储的记忆"，类似于永久冻土的概念。这些记忆是你在发愁如何支付大学费用那个时期形成的，大脑似乎解冻了这个地层，所以把它称为"永久解冻"可能更好。

几项独立的研究像霓虹灯一样都指向你人生中一段很短的时期。从怀旧性记忆上涨，到对你影响最大的书，到被永久存储的记忆，大脑太喜欢18 岁到 25 岁的经历了。

有些研究团队认为怀旧性记忆上涨发生的时间更靠近 18 岁。如果人生中存在引起极度混乱的事件，比如移民到新的国家，检索偏差会偏向这类过渡，而不是某个年龄。这一现象也存在性别差异，女性的怀旧性记忆顶峰出现得更早，具有更聚焦的时间框架。当然，这些差异不会改变最初的发现，也不会影响闪烁的霓虹灯的大体指向。简而言之，我们会记住难忘的事件，未受损伤的大脑认为最难忘的事情是你在高中后期和大学初期所做的事情。

用心理干预重获青春

兰格逆转时钟研究的发现被搬上了英国真人秀《超现实大学生活》（*The Young Ones*）。它赢得了 2011 年英国电影和电视艺术学院奖（BAFTA Awards），相当于英国的艾美奖。

制片人说服 6 位平均年龄为 81 岁的英国名人在兰格的时间隧道里度过一周，整个过程都被拍摄下来。他们重新体验的是 1975 年，住在按 20 世纪 70 年代的风格装饰的乡村住房中。他们沉浸在当时的政治和流行文化中，玛格丽特·撒切尔刚刚当选反对党领袖，海湾城摇滚者乐队（Bay City Rollers）正冉冉升起，亚瑟·阿什（Arthur Ashe）成为第一名进入温布尔登网球公开赛决赛的非裔美国人。没有电话，没有互联网，没有英国脱欧。

他们完全和 21 世纪喧嚣的英国隔绝了。

这有效吗？一名参与者很快觉得无须别人帮忙就能穿上袜子了，室友们为他加油。"就好像重返人间。"他说。获奖女演员西尔维娅·西姆斯（Sylvia Syms）说："刚进到这里时，我的后背一直很疼，几乎不能走路。现在不知道为什么，疼痛减轻了。我还发现我的裤子变松了！"她的室友之一，88 岁的演员丽兹·史密斯（Liz Smith）接着说道："你不再害怕丢开拐杖走路，这太棒了。我们都为你高兴。"另一位名人说他觉得自己好像变了个人。

当然这只是一个真人秀，不能作为专业论文的视频证据。除了访谈，节目没有对改善进行真正意义上的测量。兰格的研究则严肃得多。她对运动能力、感觉辨别能力和认知进行了前测和后测，还把被试和没有经历时间隧道的控制组进行了比较。

事实证明，关键在于多感官沉浸，就好像研究者把手放在老人们的后背，轻轻地把他们推入过去。在兰格的研究中，被试需要提前讨论和目标年份即 1959 年相关的主题。载着他们去修道院的面包车的"收音机"里播放着 1959 年左右的流行音乐，还如实地插播了那个时代的广告。到了修道院，被试们提着自己的行李箱前往各自的房间，不允许别人帮忙。房间里放着 1959 年的杂志和其他道具。每天进行集体互动，其中包括讨论 20 世纪 50 年代末的相关事件。晚上他们观看 1959 年的流行电影《桃色血案》（*Anatomy of a Murder*），或者进行娱乐，复制电视上的游戏节目《价格竞猜》（*The Price Is Right*）。

兰格的结论虽然更量化，但和英国名人们的评述异曲同工。通过测试 1 000 赫兹和 6 000 赫兹时的阈值灵敏度，研究发现实验组的听力分数提高了。被试的近点视力也改善了，尤其是右眼。手指长度是手灵活性的一个测量标准，被试的手指长度增加了 1/3 多（37%）。控制组中只有一个人的手指增长了，而 1/3 的人手指变短了。从身姿到体重全面的身体测量，以及整个身体的灵活性都得到了改善。一位老人摆脱了拐棍。

研究者不仅测试了感觉和力量，还测试了实验前后的认知情况，包括数字符号替换测试、严格计时的加工速度与记忆测试。实验组在经过时间隧道后，分数比控制组的高 23%。控制组中 56% 的人在数字符号替换测试中出现了成绩下滑，实验组中的这个比例为 25%。很显然，实验组的基线分数改善了，或者与控制组相比下降比较慢。就像在所有其他研究项目中一样，我们需要做出必需的提醒。这项研究的样本规模比较小，时间比较短，被试并没有在所有的测试中都表现出明显的改善。但是它们不足以撼动结论，这些得到证明的结论像手电筒一样，照亮了需要进一步研究的地方。确实有进一步的研究，因此兰格几年后总结说："当把这项研究的结论与之前引用的研究的很多发现结合起来时，我们认为有足够的证据显示，伴随着人类老化'不可避免的'衰退事实上可以通过心理干预来逆转。"这位哈佛任教时间最长的终身教授之一说出了很重要的事情。

汇总起来，就得到了可以纳入退休设计的独特而有效的成分。应该怎么做？大部分时间我们必须活在当下，但不是总停留在当前的时间。在实践中这看起来是怎样的？我们可以参考披头士乐队的一首歌。

在家就能尝试的怀旧性记忆方案

我属于婴儿潮一代，我承认年轻时我很喜欢披头士乐队的歌。在成长过程中，他们不是我主要的音乐营养来源，我感兴趣的是更早一代、不修边幅的音乐人。然而当第一次听到《生命中的一天》（*A Day in the Life*）时，我意识到这些长头发的音乐天才不属于 19 世纪。

《生命中的一天》由两首歌结合而成，约翰·列侬创作了令人难忘的第一部分和第三部分。列侬说歌词的灵感来自当时他浏览的几篇报纸上的文章，包括 1967 年 1 月 17 日的《每日邮报》。吉尼斯黑啤酒公司的继承人塔拉·布朗（Tara Browne）在车祸中丧生。歌词中的"4 000 个洞"和一篇报道布莱克本糟糕路况的文章有关。布莱克本是英国兰开夏郡的一个城市。你可能不会因此写出轰动一时的歌曲，但找一找年轻时的报纸是很有意义的事情。然后开始收集来自那个年代的值得纪念的事物，直到你有了一屋子这类东西。可以称之为"怀旧房间"。

建议在目前的居住环境中布置一个放满怀旧物品的地方，这些物品是最有可能引发强烈的多巴胺能反应的物品，可以是家人和朋友的照片，也可以是和有意义的事件相关的物品和海报。在这个房间里，应该很容易听到披头士乐队或贝多芬的音乐，或者任何能引起强烈怀旧情绪的音乐。房间里还应该有一台电视——可以是连接着新技术的老电视，专门用来看老电视节目和老电影。最后，应该摆放一些那个时代的流行书籍，可以是之前读过的书，或者是发誓要找时间读的书。不要回避过去，应该把怀旧作为日常生活的一部分。这个房间就像你自己的青春之泉。

你应该强调哪些岁月？如果将怀旧性记忆上涨与兰格的数据进行对照，我们会获得启示、遇到矛盾和遭遇巨大的未知。你或许会反射性地认为，怀旧性记忆上涨时期的过往会引起强烈的怀旧情感。但是注意，兰格让被试重温的是他们 40 岁后期和 50 岁初期的事件，而不是 20 多岁。

兰格为什么不用怀旧性记忆上涨时的数据？因为她没有真正的时光机。直到 20 世纪 90 年代中期文献中才出现了有关怀旧的数据，兰格是在 80 年代早期进行的这项研究。怀旧能有这么广的影响面吗？哪怕你与怀旧性记忆上涨的青春之泉相隔甚远，也能沾上雨露。难道兰格获得了更有力的结果，导致她把时间向后拨了几十年？鉴于怀旧性记忆上涨中的刺激点更多，也更好找，所以应该试一试。在研究者真正做过这样的研究之前，我的推荐都只是有依据的建议，而不是经过同行评审的处方。

披头士乐队的歌之所以能给我灵感，还有另外一个原因：设计生命中当下的一天。如果认知健康是你的目标，那么通常的一天应该是怎样的？细化到每个小时，你会吃什么？看什么？做什么？

我将想象一位老人一天中的 17 个小时。她名叫海伦，是 70 岁的退休教师，一年前丈夫去世了。她可以四处走动，因患有关节炎有点虚弱，其他方面健康状况良好，可以开车。她独自住在两居室的公寓里，成年的孩子就住在附近。如果海伦执行本书提出的很多建议，她的一天会是怎样的？

请再次注意，这些建议是启发性的，不是规范性的。研究显示很多远远超过 70 岁的老人过着健康的生活，就和海伦一样。但是每个人的生活状况都不同。你可以把海伦的日常时间表看成一个自助餐桌，可以随意组合、调整，使它们符合你的风格、精力水平、工作和家庭状况，而且仍可以从中获益。最后，这个时间表就像你和你的老化过程一样，是独一无二的。

早上 7 点

海伦醒过来，看了看她放在床头柜上的纸条，展露出微笑。早餐有浆果、全麦谷物和坚果，她一边吃早餐一边做 15 分钟的冥想。在计划一天的安排之前，她会着重进行简短的身体扫描，这是正念的必要条件。

海伦坚持这样做是因为她担心生活中的压力，既有现在的压力，也有未来的压力。早餐是令人充满活力的 MIND 饮食，它能降低阿尔茨海默病的发病率。她已经这样吃了一段时间，每吃一口都有助于减轻她对自己未来大脑健康的担忧。正念也有助于缓解这种压力，她的心血管系统已经得到了明显改善。她的睡眠改善了，奇怪的是，视力也改善了。这些改善可以让海伦活得更长，见证孙辈们更多的里程碑。就像运行平稳的高挡变速器，她现在准备好把她的早晨换到高速挡了。

早上8点

这时响起了敲门声。健步团来找她，她们是一群好朋友，自称"疾行奶奶"。她们迈着轻快的步伐，围着街区走30分钟，一周走几次。其中一位女士的丈夫最近去世了。海伦就像她的天使，每天早上陪她一起走路，给她宽心。

海伦把这个活动放在首位，这样做的原因很多。锻炼能够改善她的执行功能，每当结算自己的支票簿或思考财务问题时，她都能感受到这种改善。她还和老朋友们保持联系，有些朋友刚刚开始体验衰老对生活的影响。这些交往发挥着药物一样的作用。这只是她日常社交活动的开始，每个活动对身体和心理都是有益的。她想这真可爱，就像用友谊包裹的大脑维生素。

早上9点

和朋友们告别后，海伦开始了她所说的"教育时间"。她在当地社区大学上两门课（隔天）。今天是音乐课，包括乐理和钢琴课。明天是法语课。她一直想学法语，因为她希望去巴黎旅行。明年夏天她就会去巴黎。她知道老化并不是一个匀速的过程，所以特别渴望在健康状况依然允许的时候开始旅行。

她的"教育时间"的第二部分，是在当地社区大学教授作为第二语言的英语课。课堂上有各个年龄段的移民，有几个比她年龄还大。即使如此，海伦常常觉得自己既像他们的家长，又像他们的救生索，他们觉得英语、美国文化以及很少和他们交谈的朋友都令人困惑。

在规划自己的"教育时间"时，海伦像拿破仑一样有策略。她不会说法语，所以课程迫使她的大脑沉浸在对她来说完全陌生的主题中。这样的挑战会减缓认知衰退，还能改善情景记忆和工作记忆。她的英语课同样有利于她的大脑，可以使她平稳地度过老化过程中的颠簸，还迫使海伦了解其他人的视角。她的学生拥有不同的文化背景；而且课堂上既有年轻的父母、青少年，也有祖父。为了有效地教导他们，她必须适应他们独特的视角。这样的练习大大降低了她患抑郁症的可能性，减轻了压力，使她更有可能长寿。

在选择志愿工作时，海伦特意选择教授作为第二语言的英语。这使她能够成为更宏大事业的一部分，也被证明能使人形成并保持积极的世界观。她同样知道这些课程代表了更多的社交，又是一把大脑维生素。学生们唯一的共同点是他们都认识她。

中午

海伦又累又饿地回到家。午餐吃的是橄榄油拌的沙拉，很多水果和蔬菜，还有一点鸡肉。在开始下午的活动之前，她会小睡一会儿，顶多30分钟。海伦参加了一个读书俱乐部，今天轮到她主持。她准备了一些清淡的零食，开始阅读她那天打算精读的两本书中的第一本。

俱乐部的活动开始了。成员们会进行活跃、热烈的讨论。俱乐部成员的离开会让她感到遗憾，即使是经常和她意见不一致的成员。海伦像政治首脑一样坚持自己的意见，俱乐部的每个成员都是如此。

这种友好的争执其实是有益的，实验显示争论能提高在流体智力上的得分。这使海伦的大脑更有效，同时补充她的认知储备。俱乐部的活动结束之后，她的大脑就好像刚做完举重锻炼。不容忽视的是，活动本身就很重要，因为阅读能带来青春之泉的诸多好处，有助于延年益寿。

她还没进行社交呢。打扫完房间后，海伦打开电脑，沉浸在社交媒体的新世界中，对她来说确实是新世界，主要是查看 Facebook 上一些熟人的更新。她还会访问朋友和家人的网站。几年前孩子们给她买了一部手机，现在她已经离不开它了。女儿经常给她发信息，附带着外孙们的最新照片。海伦投入地聊着天，像少年一样热情而欢快地敲着字。

短信聊天结束了，女儿下线了。然后她开始做一件很陌生的事情：玩电子游戏——孩子们送给她的另外一件礼物。这是锻炼大脑的练习。她抗拒了一段时间，因为她听说过许多关于电子游戏有好有坏的评论，但孩子们给她看了深入研究的文章后，她才决定尝试。既然电脑已经开了，玩玩赛车游戏对她来说很容易。虽然她依然不太喜欢，但玩得很不错。如果继续玩下去，她的注意力状况会很快得到改善，尤其是抗干扰的能力。她的短时记忆在认知健身房里又进行了一轮健身。

下午 3 点

玩了社交媒体和虚拟赛车之后，海伦打算再动一动。她报了每天下午的舞蹈课。一开始她觉得舞蹈课像催泪瓦斯一样可憎。亲密的接触让她想到了自己的丈夫，而且很难和陌生人达到身体上的协调。随着课程的进行，她的态度改变了。现在她发现同步的身体接触不仅令人精神振作，而且很容易。

她的平衡能力和身姿正在得到改善，跌倒的风险在降低，虽然她不一定意识到了这些。她并没有喜欢上一起跳舞的某位单身男士，但舞蹈似乎减轻了失去丈夫的悲痛。这是她一天中最后的社交。

舞蹈课结束回到家，已经下午 4 点半了，比预计的时间晚了半个小时，但她依然立即想到了睡觉的问题。海伦不是这会儿要去睡觉，只是开始为晚上的睡觉做准备了。下午晚些时候之后，她不再喝咖啡，不再喝酒，不再锻炼或使用电脑。这样到晚上 11 点左右，她会很困，能进入 δ 波的睡眠阶段。下午 5 点，她做晚饭。今天晚上她吃鱼和意面，还有很多蔬菜和水果。她违背了下午 5 点之后不喝酒的规定，喝了一杯红酒。或许下次她会在午餐时喝。

下午 7 点

海伦现在准备做一天中她最喜欢的事情，她称之为"赫伯特·乔治·威尔斯（H. G. Wells）之夜"。她要走进时光机，那是她专门用来重温 20 世纪 60 年代中晚期的怀旧房间。墙上贴着那时的海报，桌子上有一台老式的唱机和很多黑胶唱片，还有一台电视机、DVD 机和一个香水瓶。香水是让·巴杜（Jean Patou）的"欢欣"（Joy），以前在和已故的丈夫约会时她会喷这种香水。她轻轻拍了一点香水在手腕上，打开音乐，从贝多芬到艾瑞莎·富兰克林（Aretha Franklin）随心而定。

她的甜点是一个雪糕，她用鲨鱼般的敏锐细细品尝。不顾受冻的大脑，她拿起一本旧书，选择了一些能让她想起大学时光的内容。她目前在重读凯瑟琳·马歇尔（Catherine Marshall）写的小说《克里斯蒂》（Christy）。

读了一个小时后，她闻了闻香水的气味。记忆慢慢流入她的脑海，很快眼泪顺着她的面颊淌下来。看一个名叫《欢乐喜剧》(*Laugh-In*)的老电视节目的 DVD 很有帮助，这是 20 世纪 60 年代末很流行的短喜剧节目。她笑得不行，现在她的眼泪是笑出来的。

这些赫伯特·乔治·威尔斯式的体验都是精心安排的。这间时间隧道房间充满了海伦在怀旧性记忆上涨中经历的事件，能让所有感官都受到刺激：视觉、听觉、嗅觉和味觉。这些都是为了提升她大脑中的多巴胺水平。她的做法是从一本书中学到的，她每天的读书时间达到了 3 个多小时，这样的数量有利于延长寿命。

晚上 11 点

过完了充实的一天后，海伦很累了。她通常在午夜左右睡觉，在睡前，她还有一项任务，需要纸和笔的任务。

海伦把纸分成两列。她在其中一列中写下今天发生的让她开心或感恩的三件事。在另外一列中，她描述了为什么这些事会让她感到开心或感恩。和孙辈们互动，经常出现在这个清单上，这让她感到了情感交融；依然能开车，出现的频率也很高，她感恩这种独立性。海伦发现哪怕在糟糕的日子里，依然有值得感恩的事情。

她把这张清单放在床头柜上，爬上床，很快睡着了。第二天早上，她首先会看一看那张清单，不禁微笑了起来，然后准备好开始新的一天。她知道自己会全力以赴地改变生活的数量和质量。

她决定根据脑科学来设计她的生活，这是她做过的最好的事情。

使用多元策略保持认知功能

　　这个故事背后有一个重要的观点：多元策略是保持认知功能的最佳方法。是否有实验证据能够证明这种方法有效？你是否能重新摆放大脑中的认知家具，使你在其中的生活变得更容易？答案似乎是肯定的。最初的证据来自一群斯堪的纳维亚研究者所做的大型随机试验。

大脑实验室
Brain Rules for Aging Well

　　他们想知道如果 60 ～ 70 岁的老人们吃搭配好的食物，进行锻炼和大脑训练，会发生什么。他们把这项实验称为 FINGER，是芬兰预防认知损伤与障碍的老年干预研究（Finnish Geriatric Intervention Study to Prevent Cognitive Impairment and Disability）的缩写。鉴于老人患痴呆症风险的提高，研究者选出了 250 多名男性和女性，随机地将老年人分为实验组和控制组。然后对所有行为研究都采用了五星级的标准，严格要求。

　　在两年时间里，实验组的老人吃地中海饮食。与此同时，执行包含有氧锻炼、力量训练和平衡训练的锻炼计划，保证每周两到三次 60 分钟的锻炼。他们玩各种有利于执行功能、加工速度和记忆力的游戏，一次玩 15 分钟，每周玩两到三次。为了密切监控他们的健康状况，实验组的老人经常拜访医生、护士以及相关的保健人员，每次拜访都会进行各种心脏和代谢检测。控制组的老人除了正常的健康监控之外，只得到了标准的保健建议。

> 结果令人印象深刻。与控制组相比，实验组的记忆测试分数提高了 40%，执行功能改善了 83%，加工速度改善了 150%。而控制组的分数要么没什么变化，要么变得更糟糕了。事实上，控制组的整体认知表现降低了 30%。

一下子进行很多健康生活方式的改变可行吗？可行，而且可以在各个方面对它进行测量。老化把你拉向不再遥远的地平线，但你可以带着健康的大脑，充满活力和热情地走向尽头。

到这里基本上可以做到首尾呼应了。在本书开篇我们谈到了充满活力的阿滕伯勒爵士描述他沿着亚马孙河旅居的生活。他说这条大河如此壮阔，不是因为它发源于巨大的瀑布，从奥林匹斯山倾泻而下。而是由很多小溪、小河汇聚在一起，势头越来越大，最终形成了世界上流量最大的河流。

你对生活的设计也是如此。关注每一条小溪——和朋友交往、减轻压力、锻炼和练习正念，你就可以更平稳地度过老年时期。地球上所有最长寿的人群那里都有值得你借鉴之处。

越科学，越长寿

你可能觉得很难从冲绳岛的渔民、南加州的牧师、希腊的酒店老板和意大利的农民身上找到很多共同点。其实并不难。那正是丹·比特纳（Dan Buettner）的发现。比特纳是一位探险家，保持着几项自行车耐力纪录，还是畅销书作家，而且像 20 世纪 50 年代的电影明星一样帅气。在美国国家地理学会和美国国家衰老研究所的资助下，比特纳和意大利人口统计学家合作，在世界各地遍寻长寿的热点地区。他们发现了 5 个地区，分布在从冲绳岛南部到南加州等不同区域。这些热点共同的特点是，住在那里的人不仅特别长寿，而且特别健康。

这些发现令人印象深刻。希腊伊卡里亚岛（Ikaría）上 80% 的 80 多岁老人依然在工作，依然在种植、饲养自己所吃的食物。他们患痴呆症的比例只有美国人的 20%。他们比美国同龄人平均多活 7 岁。

哥斯达黎加有一个半岛，在那里活到 90 岁的可能性是在美国的两倍多。半岛上 60 岁的老人活到百岁生日的可能性是日本同龄人的 7 倍。

这样的例子不胜枚举。在洛马林达，女基督复临安息日会教友拥有 89 岁的平均寿命，比非复临安息日会教友的邻居多活 10 年。在撒丁岛的一个山顶上，百岁和超百岁老年男性的比例居世界之首。在冲绳岛的有些地方，女性人瑞的人均比例是美国的 30 倍。这些女性直到临终前都非常健康。比特纳把这些地区称为老化冠军的"蓝色地带"，因为他用蓝色钢笔在最初的地图上标出了一些同心的环形。

"蓝色地带"上的人究竟做了什么能如此长寿？周围的人一定很想知道，尤其是美国人。超过 65 岁的美国人中 1/5 患有轻度的认知障碍，这是摧毁生活的痴呆症的第一次拜访。1/3 的美国人患有高血压，这代表终结生命的心血管问题第一次来敲门。这些不便令人沮丧的地方在于，老年生活中的很多方面都处于我们的控制之中。我们在地球上的生活只有区区 20% 受遗传控制。也就是说，寿命的 80% 由我们自己决定，或者至少

The truth of the brain

· 大脑真相 ·

广泛社交的老人比几乎不社交的老人认知水平衰退降低 70%。

说取决于环境。这只是一项对基因比较友好的研究得出的结论。更有甚者认为，我们的寿命只有 6% 取决于遗传，94% 和我们的生活方式有关。

比特纳在 2012 年的《国家地理》上发表了一篇文章，道出了"蓝色地带"居住者的秘密：他们都选择了类似的生活方式，他们的选择几乎都符合我们在本书中介绍的认知神经科学。这些人生活的地区分布很广，文化差异很大，和外面的世界交流不多，没有科学家告诉他们应该怎么做。但是他们所做的都符合科学的结论，自然都享有健康长寿。

友情

所有"蓝色地带"居民都有着活跃的社交，比特纳在《国家地理》的文章中提到"持续参与社交""他们把家庭放在第一位"。这听起来应该很熟悉。就像我们在"定律 1"中所探讨的，社交生活活跃而频繁的老年人的认知衰退会减少 70%。只要这些社交互动是积极的、令人满意的，就是有益的。毫不奇怪的是，朋友和家人是这些益处最丰富的来源，拥有稳定的婚姻特别重要，还应该和各种年龄段的人经常互动。没有什么比婚姻和孙辈们更有活力了。

· 大脑真相 ·
The truth of the brain

练习正念的老年人心血管健康指数比不练习的老年人高 86%。

压力

脑科学证明了减轻压力对健康的明显益处。正念练习是减压的有效方法。练习正念的老人较少患感染性疾病，心血管的健康状况提高了 86%，注意力状况改善了 30%。比特纳文章中的两条建议也体现了类似的观点。他描述了对安息日的观察，复临教派教友如何经常给南加州忙碌的生活按下暂停键，去教堂和祈祷，祈祷就很像正念。日常活动中应包含必需的休息，这些休息能令人平静。

友谊也能减轻压力的伤害。这体现在比特纳的第二条建议中，"拥有终生的朋友"。就像一首歌唱的：1是最孤独的数字，终生的朋友是解药。

The truth of the brain

· 大脑真相 ·

乐观的人能比悲观的人多活将近8年。

幸福

乐观的人能比悲观的人多活将近8年。他们更有可能感受到塞利格曼所说的"真实的幸福"。通往这种幸福的一条坦途是找到并追求能给予你人生意义的事情，比如对某些比你更宏大的事或人怀有信念；为慈善事业捐款捐物；做好事。比特纳写到"要有信仰"，再次提到了复临教派教友。他还写到"要找到目标"，说这是冲绳岛人的明智建议。

记忆

保持头脑活跃，阅读或学习新语言，或者从事帕克所说的生产性学习，都会影响认知。每天阅读3.5个小时以上甚至能将寿命延长23%。大脑训练游戏有助于提高加工速度和改善工作记忆。如果你不喜欢玩游戏也没关系，大多数"蓝色地带"居民没有玩游戏也活过了100岁。

睡眠

大脑科学得出了明确的结论，睡眠好有助于减轻压力。大量的社会互动

（会让抑郁远离你），保持一贯的时间表，经常锻炼，都有助于改善睡眠。"蓝色地带"居民在这个三个方面都做得非常好。很多人从事和食物有关的工作，因此会密切关注昼夜的节奏。没有文章描述他们的睡眠习惯，但从他们的生活方式可以预测出他们的睡眠数据。

锻炼

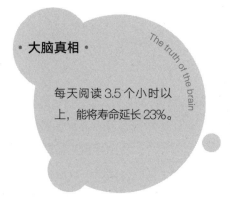

· 大脑真相 ·

The truth of the brain

每天阅读 3.5 个小时以上，能将寿命延长 23%。

脑科学研究指出，锻炼对寿命具有毋庸置疑的益处。心血管系统会得到巨大的好处。锻炼对大脑的寿命也有帮助。有氧锻炼的益处包括改善记忆力，改善情绪调节，能把执行功能提高 30%。

"蓝色地带"居民享受了所有这些益处。他们在日常生活中有很多身体活动，有些活动称得上惊人。例如，比特纳描述了一位名叫托尼诺的 75 岁意大利农妇一上午的活动：劈木头；给奶牛挤奶；宰了一头小牛；放牧羊群，走了 6.5 千米——所有这一切都是在上午 11 点之前做的。比纳特写道："每天要多活动。"这句话完全符合大脑科学。

饮食

每个"蓝色地带"群体在饮食上都有一些可分享的东西，其中很多与地中海饮食、MIND 饮食是一致的。这些饮食被证明能改善记忆，降低中风的可能性，而且与长寿密切相关。比特纳的言论和经过同行评审的发现如出一辙。他描述了他所看到的饮食："吃水果、蔬菜和全麦谷物。"复临教派教友的饮食在此基础上添加了"坚果和豆类"。撒丁岛居民的推荐最棒，"喝红酒"和"吃佩科里诺干酪"。冲绳岛居民的建议最令人不快，"少吃"。脑科学支持所有这些建议。

退休

比特纳对"蓝色地带"居民日常活动的描述清楚地呈现了他们的退休情况：大多数居民不退休。很多冲绳老人依然在打鱼，带着网轻装潜水；很多年老的复临教派教友依然在慈善事业上忙碌着；很多撒丁岛老人依然在务农。当然，托尼诺依然在午饭前劈木柴，走 6.5 千米。她说："我负责干活儿，我女儿负责为我担心。"

总之，"蓝色地带"地区的生活方式和科学发现是一致的，这既不寻常又在意料之中。地球上寿命最长的人让我们看到了希望。虽然死亡总是会胜利，但我们能暂时占据上风。

大脑定律的应用　　　　　　　　　　　　　　　　Brain Rules
for Aging Well

- 退休的老人更有可能出现身体和头脑的障碍，比如心血管疾病、抑郁症和痴呆症。
- 怀旧大有裨益，经常怀旧的人心理更健康。
- 大多数老年人记得最清楚的是他们 20 岁左右时的事情，以及最近 10 年发生的事情。
- 生活在"蓝色地带"地区的人拥有最长的平均寿命。他们经常活动，吃得健康，会减压，保持乐观，保持社交。

旅行者太空计划

　　无论我们能活多久，想一想人类的故事将持续展开都会备受鼓舞。我们在生活中已经见证了很多非凡的事情。对于我，一个科学呆子来说，最让我赞叹的事情之一是持续进行的旅行者太空计划。

　　在一段对传奇天体物理学家卡尔·萨根（Carl Sagan）的采访中，我第一次听说了旅行者太空计划。1977年发射的"旅行者"1号和2号分别拜访的是气体巨星土星和木星。已故的萨根博士称镀金的磁盘唱片被放在探测器里。唱片的内容包含地球的位置信息、地球上的图片和声音、各种艺术成就，如查克·贝里（Chuck Berry）的歌。这其实是人类活动的记录，就像星际的问候卡，万一航天器遇到智慧生命，它们说不定会对谁寄送了这张问候卡很好奇呢。

　　我记得自己当时惊得目瞪口呆，像个孩子一样听着萨根的讲述。行星！科学家！外星人！这不是好莱坞电影，是真人真事。我很激动。那时我是一名初出茅庐的本科生，有些忧虑地思考着是否应该从事科学事业。当时的世界和现在不一样：一加仑牛奶1.68美元，一辆本田雅阁4 000美元，人类的平均寿命大约是73岁。

3年后，旅行者1号达到有环的土星，准备开始它的近距离拍摄，它没有让人失望。这些小小的航空器拍出了无比精彩的照片！土星就像一位天体明星，出现在《时代周刊》《国家地理》等无数科学期刊的封面上。旅行者2号的使命是进一步向外探索，观察海王星。1989年它实现了最近距离的接触，拍到更多美丽的照片，被登了更多杂志的封面上。海王星是一颗像圣诞灯一样的巨大圆形发光体，有着蓝宝石一样的颜色。

海王星的照片令我目瞪口呆，就像若干年前看到土星的照片时一样，尽管那时我的生活和周围世界已经发生了巨大的变化。现在我是一名博士后，科学事业上取得了一些成绩，一年前我刚刚获得了博士学位。一加仑牛奶的价格涨到了2.34美元，基础款本田雅阁的价格是12 000美元，美国人的平均寿命大约是75岁。未来似乎像宇宙一样不可限量。

2012年太空飞船依然在高速飞行，它们对行星进行的近飞探测已经是很久以前的事情了，但其功绩不会消失。那年的8月，旅行者1号成为进入星际空间的第一个人造航空器。宇宙飞船中这个小小的信使通过微弱的电磁辐射和地球连在一起，冲入了日球层的一片虚空中。它的大多数设备已经关闭，但仍有设备在传输数据。

我依然觉得自己像个孩子。尽管自1977年以来，早已时过境迁，但那份激动仍在。如今我胡须花白，孙辈绕膝，毕生从事科学和教育事业，著述丰富，本科生的岁月看起来就像"旅行者号"距离地球那样遥远。牛奶现在涨到了4美元，本田车涨到了24 000美元，美国人的平均寿命即将达到80

岁。然而在读到有关这个无畏的星际朋友的报道时，我的大脑依然会感受到巨大的热情。或者说它依然能热爱生活，能消化信息，能感知这个神奇的宇宙。

现在它依然如此。

你们的大脑也是。在本书的结尾我想说的是，你应该保持好奇心和求知欲，希望你依然保持着它们。在我们的关爱和照顾下（遗传因素也是无法忽视的），尽管年岁渐长，但大脑依然保持着足够的敏捷和灵活性，因此我们依然富有想象力。和朋友的交往永远不嫌迟，把你感恩的事情写下来，学习一门语言，学习跳快舞，学习任何东西。你可能比你以为的活得更长。老化一定会让身体衰弱，但大脑不一定会衰弱。

我们死去几百年之后，旅行者 1 号和 2 号会继续运行。它们会对任何能够倾听的事物播放查克·贝里的歌。

这么多年过去了，想到这我依然会激动得颤抖。

致 谢

这本书能够出版，需要感谢的人太多了，这里只提到了一部分。感谢封面设计师尼克·约翰逊（Nick Johnson），感谢文字编辑朱迪·伯克（Judy Burke），感谢事实核查员埃里克·埃文森（Erik Evenson），感谢校对员卡丽·威克斯（Carrie Wicks）和尼克·艾莉森（Nick Allison），感谢苏珊·西米森（Susan Simison）、鲍勃·西米森（Bob Simison）、卡拉·沃尔（Carla Wall）和维基·沃诺克（Vicky Warnock）阅读早期的草稿。还要感谢孜孜不倦地为这本书付出努力的策划编辑特雷西·卡洛特（Tracy Cutchlow）和出版人马克·皮尔逊（Mark Pearson）。

最要感谢的是我的家人。感谢我的妻子卡丽（Kari），她就像我的氧气。感谢我的两个儿子乔希（Josh）和诺亚（Noah），感谢他们不断让我认识到好奇心既像更新世一样古老，又像上个星期一样新近。

　　作为一个中年人，生活中会接触到一些老年人，也会想到自己步入老年后的生活。放眼看去，周围高寿的老人不算少，但如果问我，你希望老年后像他们那样生活吗？我应该会摇头。因为他们都符合老年人的刻板印象——行动缓慢，耳聋眼花，思维迟钝，跑医院、看医生成了他们日常生活的一部分。Facebook上有很多拿老年人的各种衰退开玩笑的照片和文字，虽然中国有尊老敬老的传统，一般没有人开这样的玩笑，但也很少有人期待老年生活，尤其是高龄的老年生活。

　　步入老年后，前景只能如此黯淡吗？作为发展分子生物学家的作者告诉我们，随着年龄增长，身体机能会有所减退，但大脑机能不一定会减退。他还提出，岁月的磨损对大脑造成的伤害远远不及疏于保养造成的伤害。作者根据最新的脑科学和老年科学的研究成果，提出了保养大脑的方法。他从四个大的方面进行了阐述——社会活动、思维训练、生活习惯、未来视野。作者的语言生动诙谐，引用了很多大家熟悉的影视剧作品和歌曲。同时，作者也是一位严谨的科学家，所以你完全可以相信他提出的每一条建议都有科学的背书。如果你是一个急性子，目的性强，可以先看专栏"大脑定律的应用"，然后从自己最感兴趣的部分开始读。这本书在阅读上没有明显的先后顺序。

例如，最让我感兴趣的是关于阿尔茨海默病的"定律6"。阿尔茨海默病俗称老年痴呆症，可能是因为80%和年老相关的痴呆症是阿尔茨海默病。作者提出先找10个迹象，再问"我有阿尔茨海默病吗"。那么这10个迹象究竟是什么呢？作者对每一条都进行了详细的解释，目前唯一让我有点担心的迹象是患者越来越无法专注，做事情需要花费的时间更多了。呃……有点像我。当然这一条偶尔出现的迹象不能作为诊断依据。事实上，诊断阿尔茨海默病让医生很头疼，因为目前还没有明确的标准。作为译者，好期待某一天在翻译的书中看到科学家查明了老年痴呆症的病因，找到了有效的治疗方法。最后，感谢冯征、王璐、赵丹、徐晓娜、卫学智、张宝君、郑悠然和王彩霞在本书的翻译过程中给予的帮助和支持。

黄珏苹

未来，属于终身学习者

我这辈子遇到的聪明人（来自各行各业的聪明人）没有不每天阅读的——没有，一个都没有。巴菲特读书之多，我读书之多，可能会让你感到吃惊。孩子们都笑话我。他们觉得我是一本长了两条腿的书。

————查理·芒格

互联网改变了信息连接的方式；指数型技术在迅速颠覆着现有的商业世界；人工智能已经开始抢占人类的工作岗位……

未来，到底需要什么样的人才？

改变命运唯一的策略是你要变成终身学习者。未来世界将不再需要单一的技能型人才，而是需要具备完善的知识结构、极强逻辑思考力和高感知力的复合型人才。优秀的人往往通过阅读建立足够强大的抽象思维能力，获得异于众人的思考和整合能力。未来，将属于终身学习者！而阅读必定和终身学习形影不离。

很多人读书，追求的是干货，寻求的是立刻行之有效的解决方案。其实这是一种留在舒适区的阅读方法。在这个充满不确定性的年代，答案不会简单地出现在书里，因为生活根本就没有标准确切的答案，你也不能期望过去的经验能解决未来的问题。

而真正的阅读，应该在书中与智者同行思考，借他们的视角看到世界的多元性，提出比答案更重要的好问题，在不确定的时代中领先起跑。

湛庐阅读App：与最聪明的人共同进化

有人常常把成本支出的焦点放在书价上，把读完一本书当作阅读的终结。其实不然。

时间是读者付出的最大阅读成本

怎么读是读者面临的最大阅读障碍

"读书破万卷"不仅仅在"万"，更重要的是在"破"！

现在，我们构建了全新的"湛庐阅读"App。它将成为你"破万卷"的新居所。在这里：

● 不用考虑读什么，你可以便捷找到纸书、电子书、有声书和各种声音产品；

● 你可以学会怎么读，你将发现集泛读、通读、精读于一体的阅读解决方案；

● 你会与作者、译者、专家、推荐人和阅读教练相遇，他们是优质思想的发源地；

● 你会与优秀的读者和终身学习者为伍，他们对阅读和学习有着持久的热情和源源不绝的内驱力。

从单一到复合，从知道到精通，从理解到创造，湛庐希望建立一个"与最聪明的人共同进化"的社区，成为人类先进思想交汇的聚集地，与你共同迎接未来。

与此同时，我们希望能够重新定义你的学习场景，让你随时随地收获有内容、有价值的思想，通过阅读实现终身学习。这是我们的使命和价值。

CHEERS

本书阅读资料包
给你便捷、高效、全面的阅读体验

本书参考资料
湛庐独家策划

☑ **参考文献**
为了环保、节约纸张，部分图书的参考文献以电子版方式提供

☑ **主题书单**
编辑精心推荐的延伸阅读书单，助你开启主题式阅读

☑ **图片资料**
提供部分图片的高清彩色原版大图，方便保存和分享

相关阅读服务
终身学习者必备

☑ **电子书**
便捷、高效，方便检索，易于携带，随时更新

☑ **有声书**
保护视力，随时随地，有温度、有情感地听本书

☑ **精读班**
2~4周，最懂这本书的人带你读完、读懂、读透这本好书

☑ **课　程**
课程权威专家给你开书单，带你快速浏览一个领域的知识概貌

☑ **讲　书**
30分钟，大咖给你讲本书，让你挑书不费劲

湛庐编辑为你独家呈现
助你更好获得书里和书外的思想和智慧，请扫码查收！

（阅读资料包的内容因书而异，最终以湛庐阅读App页面为准）